2024-25 年版

診療所事務職のための

在宅レセプト Lesson

医療事務サポート（株）スマイル代表　神原充代〔著〕

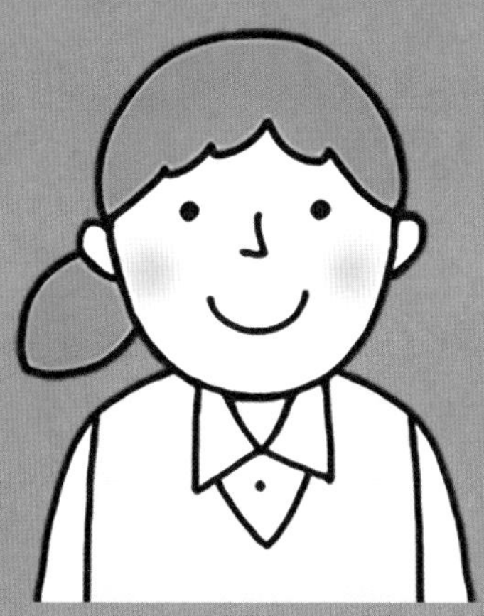

MC メディカ出版

オンライン教材
くりちょこ
バリュー版

パスワード

c7uteCKVf

お断り ご利用にはクレジットカード登録が必要です
期間中のご解約で、料金は一切かかりません

お申込手順

1. 下記の URL からパスワードを入力すると、バリュー版 ご登録画面が開きます。

https://clinic.medica.co.jp/lp/r6zaitaku/

2. 1 の登録画面から、必要事項をご登録ください。ご登録には、有効なクレジットカード情報が必要です。
3. 2 で登録いただいたメールアドレス宛に、バリュー版 のログイン URL・ID・仮パスワードを 2 営業日以内にお送りします。
4. メールが届いたら、記載の URL から ID と仮パスワードでログインしてください。ログイン後、お好きなパスワードに変更できます。
5. バリュー版 ご利用期間は、ID・パスワード発行日から 3 か月です。継続してご利用の場合は、追加のお手続きは不要です。継続しない場合は、バリュー版ご利用期間内に解約ください。解約手続きは簡単です。

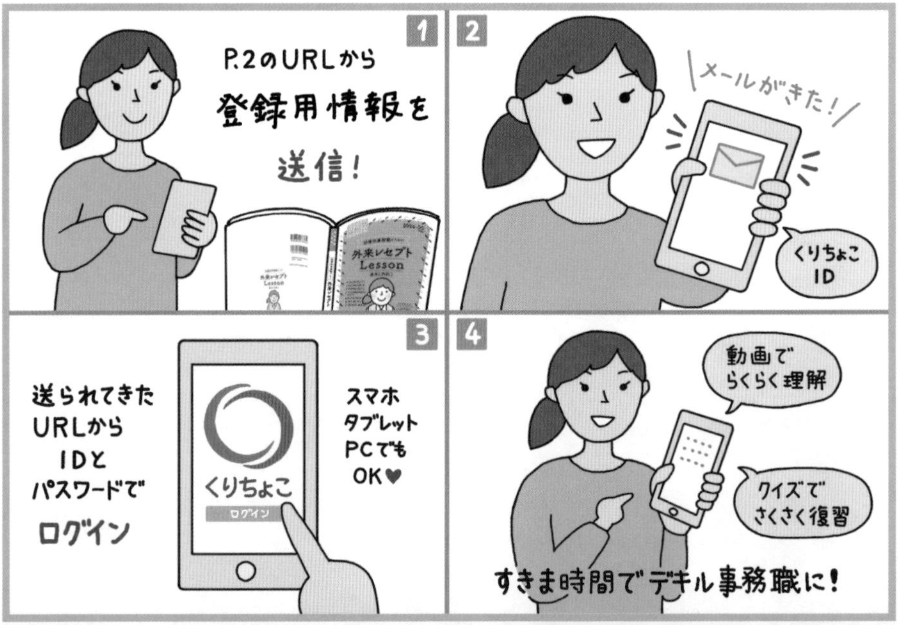

この本を手に取られた皆さまへ

本書のシリーズ 1 冊目「診療所事務職のための 外来レセプトレッスン 基本（内科）」は、外来レセプト初心者の方が、まず基本を身につけるための参考書です。未経験の方にもわかりやすく、実際に現場で役に立つように、外来に絞ったレセプトの入門部分だけが一冊になっています。その次のステップとして、今私がいちばんお伝えしたい内容が、本書、在宅分野です。本書も 2024 年診療報酬改定を受け、2024-25 年版をお届けできることになりました。

2025 年に国民の 5 人に 1 人が 75 歳以上の後期高齢者になり、2040 年ごろには高齢者人口がピークを迎え、社会全体で人材不足問題の深刻化は避けられないでしょう。在宅医療も例外ではありません。より良い医療を提供しつづけるには、医師だけではなく多職種の連携が必須であり、在宅医療を支える事務スタッフの力もたいへん重要性を増しています。

在宅医療を必要とする患者からの要望はあるが、「在宅のレセプトがわかる人材がいないので在宅医療に踏み出せない」「在宅患者を増やせない」、そんなお悩みを多く耳にするようになりました。

在宅医療の診療報酬は、外来診療とは異なる部分が多く、複雑でもありますから、「在宅のレセプトは難しい」と感じるかもしれません。確かに、在宅レセプトを学ぶ際には、外来では一度も聞いたことのないような言葉や考えかたに出会うことがあります。しかし、外来レセプトを学んだときと同じように、一つ一つ理解していけば問題ありません。

最近では、外来レセプトに携わらず在宅医療のレセプトから始める方も増えており、その方たちは外来医療とのギャップによる戸惑いはありませんが、「電子カルテの操作はわかるが意味がわからない」という方が多くいます。在宅医療では多様な行為が混在しますから、レセプトでも、表面的に作業をこなせるだけでは、「いつものパターン」から少し外れると対応できなくなってしまいます。まずは、この本で在宅医療のレセプトの基本と仕組みを学んでください。

また、在宅医療では、同意書・計画書・主治医意見書・訪問看護指示書など、書類作成の業務も重要です。事務スタッフが書類を作成し、医師が確認するという役割分担が進んでおり、ここでも事務スタッフの力が必要とされています。さらに、書類作成を診療報酬として算定できるかどうかを理解し、算定に結びつける力も求められます。

在宅医療における事務スタッフの仕事は広がっています。医師が少しでも多くの患者を診ることができるように、事務スタッフも知識を備え、医師の右腕となっていただきたいと願っています。

2024年5月

株式会社スマイル

代表

神原充代

目次

オンライン教材「くりちょこ」バリュー版 …… 2
この本を手に取られた皆さまへ …… 4
本書の使いかた …… 12

Lesson 1 在宅医療のレセプト

01 基本 在宅医療の対象 …… 14
あの人には在宅医療が可能かな？　うちの診療所でも可能かな？

02 基本 在宅医療のレセプト業務 …… 19
外来レセプトとどこが違う？

03 基本 レセプトの記載欄 …… 24
どこに何を書くか

Lesson 2 在宅医療の事務業務

01 基本 在宅医療の保険証確認 …… 28
外来との違いを知ろう

02 基本 在宅医療の自己負担分請求 …… 32
外来との違いを知ろう

03 基本 在宅医療開始時に確認すること …… 35
外来診療にプラスして必要なこと

04 参考 在宅医療の書類 …… 39
患者・家族への書類

Lesson 3 在宅医療の点数と施設基準

01 基本 在宅の算定点数のなりたち … 44
4 階建てそれぞれの意味を知ろう

02 基本 医療機関条件による違い …… 47
自分の職場がどの種類かを知ろう

03 参考 在支診でない診療所の施設基準 … 52
ステップごとの施設基準と届出

04 参考 在宅療養支援診療所の施設基準 …… 55
届出要件と実績加算

05 参考 機能強化型在宅療養支援診療所の施設基準 …… 57
届出要件と緩和ケア充実加算

06 参考 在宅患者診療・指導料 …… 61
C000 ～ C015 の分類

Lesson 4 往診料と訪問診療料を請求する

01 基本 往診と訪問診療の違い … 64
意味、基本診療料との関係、回数の考えかたを知ろう

02 基本 往診料の請求 …… 68
加算がないときの往診料を算定できるようになろう

03 基本 往診料の加算 …… 72
時間帯、長さ、看取り期の加算を算定できるようになろう

04 基本 訪問診療料の請求 …… 79
加算がないときの訪問診療料を算定できるようになろう

05 参考 特殊な場合の訪問診療料（1） …… 83
主治医から依頼を受けた訪問

06 参考 特殊な場合の訪問診療料（2） …… 86
診療所の併設施設への訪問

07 基本 訪問診療料の加算 …… 88
6歳未満、長さ、死亡時の加算を算定できるようになろう

08 基本 同一建物居住者と同一患家 …… 92
考えかたと関係する点数を整理しよう

Lesson 5 在医総管と施医総管を請求する

01 基本 在医総管と施医総管に共通の決まりごと …… 100
算定の約束ごとと考えかたを知っておこう

02 参考 施設基準ごとの在医総管 …… 106
自分の職場が当てはまる区分だけを見よう

03 参考 施設基準ごとの施医総管 …… 110
自分の職場が当てはまる区分だけを見よう

04 基本 在医総管・施医総管の加算（1） …… 114
包括的支援加算を算定できるようになろう

05 基本 在医総管・施医総管の加算（2） …… 116
在宅療養移行加算を算定できるようになろう

06 基本 在医総管・施医総管の加算（3）…… 120
処方箋を交付しない場合の加算を算定できるようになろう

07 基本 在医総管・施医総管の加算（4）…… 122
在宅移行早期加算を算定できるようになろう

08 基本 在医総管・施医総管の加算（5）…… 124
頻回訪問加算を算定できるようになろう

09 基本 単一建物診療患者数 …… 126
考えかたと関係する点数を整理しよう

10 参考 おもな「施設」の種類 …… 135
高齢者の住宅〜福祉施設〜保健施設

Lesson 6 指示書の点数と書きかた

01 基本 指示書作成の点数 …… 142
何を発行したときに算定できるかを知ろう

02 基本 訪問看護指示料と特別訪問看護指示加算 …… 144
訪問看護ステーションへの指示書の点数を算定できるようになろう

03 基本 在宅患者訪問点滴注射管理指導料 …… 147
訪問点滴の指示の点数を算定できるようになろう

04 参考 指示書の書きかた …… 149
主治医意見書と訪問看護・訪問点滴指示書

Lesson 7 その他の点数

01 参考 **在宅がん医療総合診療料** …… 158
点数は高いが、訪問看護の点数も包括される

02 参考 **連携医療機関との会議の点数** …… 161
退院時共同指導料、連携指導料、緊急時カンファレンス料、
外来在宅共同指導料

03 参考 **救急搬送診療料** …… 167
救急搬送に同乗したときの診療報酬と加算

おわりに …… 168　索引 …… 169

本書の内容は 2024 年 4 月 1 日までの告示・通知・事務連絡に基づいています。

本書の使いかた

本書は、Lesson1 ～ 7 の章で構成しています。章内の各 Lesson は、「基本」と「参考」に分かれています。「基本」は、在宅のレセプトを始めたら早めに知っておいてほしいこと。「参考」は、必ずしも全員にとって必須ではない内容や、重要ではあるものの直接的にはあまり業務に影響のない知識です。職場の診療内容やご自身の目的に合わせて、読み進めてください。

「説明」のカコミ内で、
言葉の意味など、基本的な内容を
補足しています。

診療報酬点数表等のどの部分に
あたる内容かを示しています。

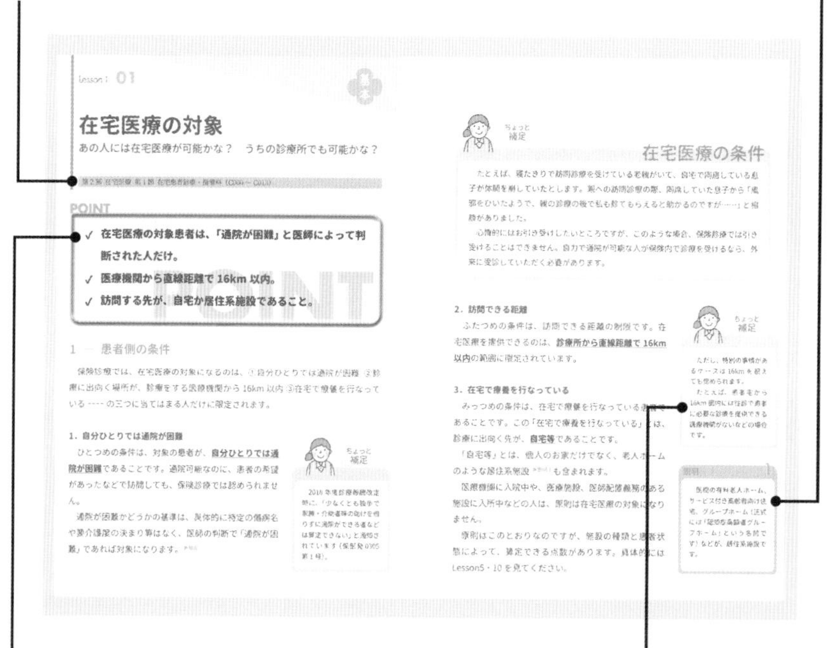

各章の重要ポイントです。
復習や算定時のチェックリストとして利用してください。

「ちょっと補足」で
レセプト実務での豆知識や、
本書で省略する内容について
一部補足します。

Lesson 1

在宅医療のレセプト

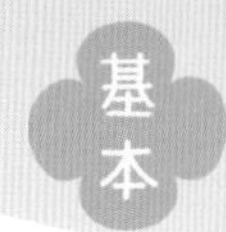

在宅医療の対象

あの人には在宅医療が可能かな？　うちの診療所でも可能かな？

第２部 在宅医療 第１節 在宅患者診療・指導料（C000 ～ C015）

POINT

- ✓ **在宅医療の対象患者は、「通院が困難」と医師によって判断された人だけ。**
- ✓ **医療機関から直線距離で 16km 以内。**
- ✓ **訪問する先が、自宅か居住系施設であること。**

1 — 患者側の条件

保険診療では、在宅医療の対象になるのは、①自分ひとりでは通院が困難 ②診療に出向く場所が、診療をする医療機関から 16km 以内 ③在宅で療養を行なっている —— の三つに当てはまる人だけに限定されます。

◆ 自分ひとりでは通院が困難

ひとつめの条件は、対象の患者が、**自分ひとりでは通院が困難**であることです。通院可能なのに、患者の希望があったなどで訪問しても、保険診療では認められません。

通院が困難かどうかの基準は、具体的に特定の傷病名や要介護度の決まり等はなく、医師の判断で「通院が困難」であれば対象になります。▶補足

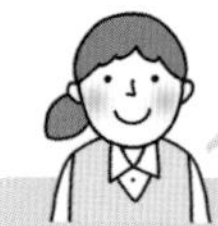

訪問診療料や在医総管・施医総管は、「少なくとも独歩で家族・介助者等の助けを借りずに通院ができる者などは算定できない」と通知されています。

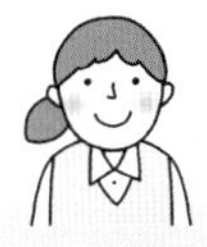

在宅医療の条件

たとえば、寝たきりで訪問診療を受けている老親がいて、自宅で同居している息子が体調を崩していたとします。親への訪問診療の際、同席していた息子から「風邪をひいたようで、親の診療の後で私も診てもらえると助かるのですが……」と相談がありました。

心情的にはお引き受けしたいところですが、このような場合、保険診療では引き受けることはできません。自力で通院が可能な人が保険内で診療を受けるなら、外来に受診していただく必要があります。

◆ 訪問できる距離

ふたつめの条件は、訪問できる距離の制限です。在宅医療を提供できるのは、**診療所から直線距離で 16km 以内**の範囲に限定されています。

◆ 在宅で療養を行なっている

みっつめの条件は、在宅で療養を行なっている患者であることです。この「在宅で療養を行なっている」とは、診療に出向く先が、**自宅等**であることです。

「自宅等」とは、個人のお家だけでなく、老人ホームのような居住系施設 ▶説明 1 も含まれます。

医療機関に入院中や、医療施設、医師配置義務のある施設に入所中などの人は、原則は在宅医療の対象になりません。

原則はこのとおりなのですが、施設の種類と患者状態によって、算定できる点数があります。具体的には Lesson5・10 を見てください。

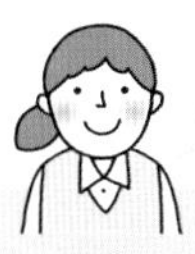

ただし、特別の事情があるケースは 16km を超えても認められます。

たとえば、患者宅から 16km 圏内には往診で患者に必要な診療を提供できる医療機関がないなどの場合です。

説明 1

民間の有料老人ホーム、サービス付き高齢者向け住宅、グループホーム（正式には「認知症高齢者グループホーム」という名前です）などが、居住系施設です。

在宅医療を受けられる場所	■ 自宅 一戸建て、集合住宅 ■ 居住系施設 ▶ Lesson5・03、10 も参照 有料老人ホーム、サービス付き高齢者向け住宅、グループホームなど
在宅医療の対象にならない場所（原則）	■ 医療機関 病院に入院中など ■ 医療施設、医師配置義務がある施設 介護保険施設や介護医療院に入所中など

2 ―「在宅医療」（C）は 2 タイプある

「在宅医療」（C）の点数表にある項目は、次の二つのタイプに分かれます。

在宅患者診療・指導料	通院できない状態の患者のために、医師が患者宅に出向いて診療する
在宅療養指導管理料	患者が自己療養する方法を外来通院日に指導・管理する

本書では、おもに在宅患者診療・指導料について説明し、在宅療養指導管理料については省略します。

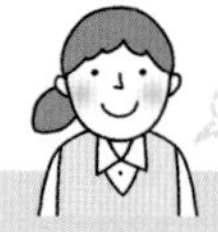

ちょっと補足

点数表でいうと、C の 000 ～ 015 が在宅患者診療・指導料で、C の 100 ～ 175 が在宅療養指導管理料です。

C 在宅医療

在宅患者診療・指導料

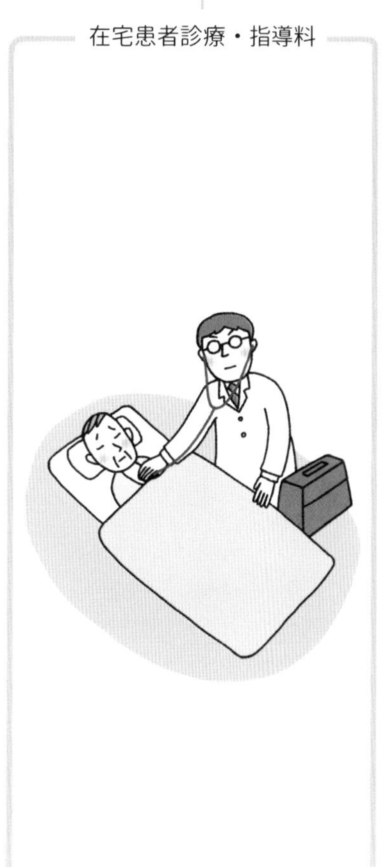

在宅療養指導管理料

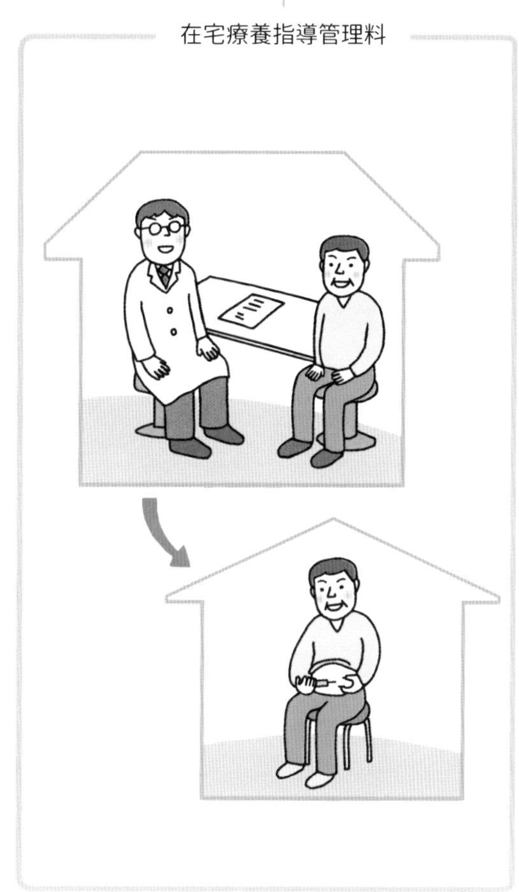

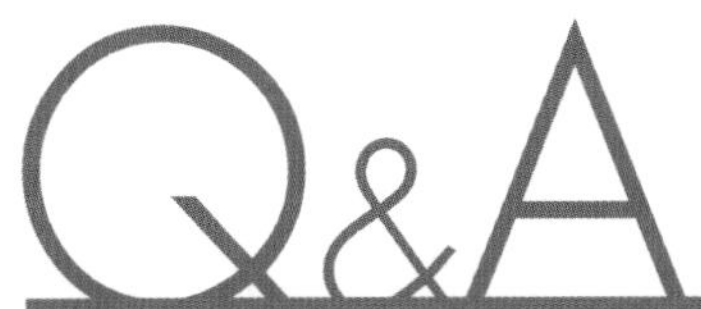

在宅医療を始めるために、医療機関側で満たすべき要件はありますか？

在宅医療に取り掛かるだけなら、医療機関側が満たさなければならない条件、たとえば届け出や施設基準は、とくに必要ありません。Lesson3・03などでも説明しますが、往診に行って往診料を算定することや、定期的に訪問して訪問診療料を算定することまでなら、保健医療機関であればすでに条件を満たしているのです。

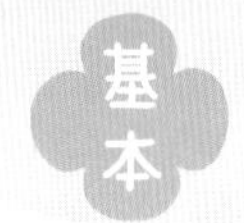

在宅医療のレセプト業務

外来レセプトとどこが違う？

POINT

- ✓ 医科診療報酬の請求なら、レセプト提出の流れは外来診療のレセプトと同じ。
- ✓ 在宅医療では、外来診療にはなかった点数算定の考えかたがある。
- ✓ 窓口業務に違いがある。

1 ― レセプトの役割

まずは基本をおさらいしましょう。診療にかかった費用は、診療を受けた人が全額を支払うわけではなく、患者が負担するのは治療費の一部だけで、それ以外は保険者に請求します。レセプトは、保険者への請求のために、その月にかかった費用を明細にしてまとめたものです。

そして、請求のための明細書なので、レセプト作成には①保険の情報（請求先がどこか）と、②その月の診療内容（請求金額のうちわけ）が必要になります。

これらの基本は、外来レセプトも在宅レセプトも同じです。

2 ― 外来レセプトと在宅レセプトの違い

◆ 送り先

外来レセプトでは、請求先は、ほぼ社保または国保か、後期高齢者医療が多いと思います。診療所から直接保険者に請求するのではなく、保険者へのレセプトを取りまとめる審査支払機関（支払基金か国保連合のどちらか）に送りますね。本書で説明する点数のような、医科レセプトの範囲であれば、在宅医療を提供した場合でも、流れは同じです。

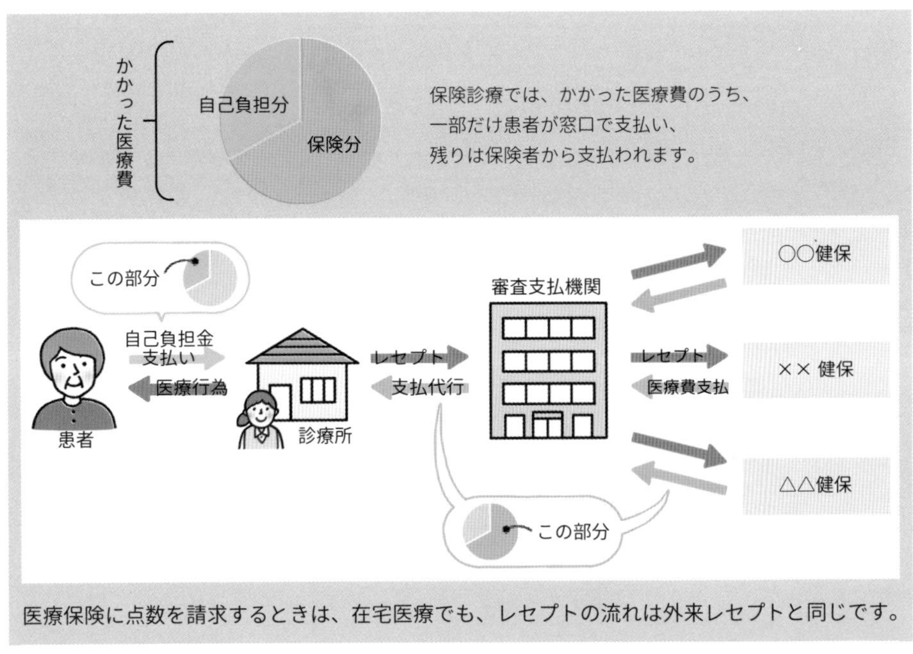

医療保険に点数を請求するときは、在宅医療でも、レセプトの流れは外来レセプトと同じです。

ただし在宅医療では、介護報酬を算定できる場合があります。介護報酬の算定には、医科のレセプトとは別に、介護の保険用のレセプトが必要です。介護レセプトの送り先は国保連合です。

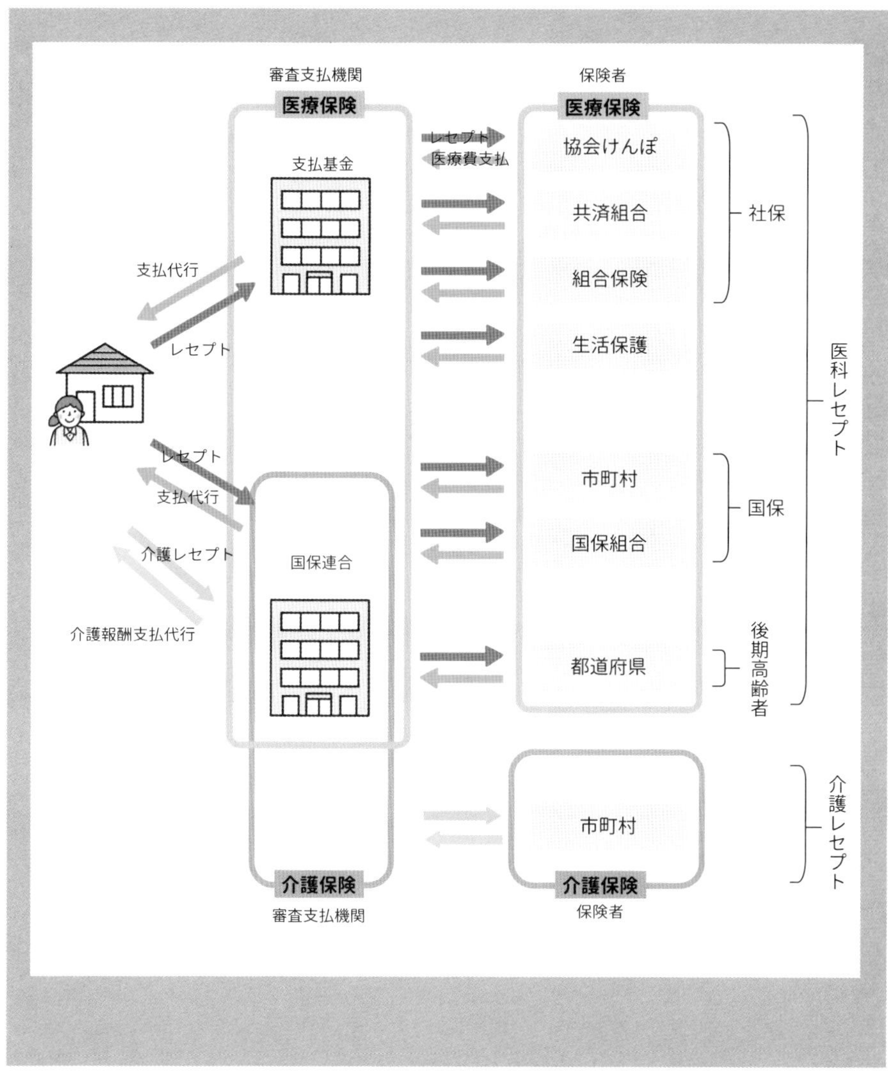

介護レセプト

在宅医療のスタイルは診療所によってさまざまです。自院の看護師やリハビリスタッフによって訪問看護や訪問リハビリも提供する診療所もありますし、訪問看護は訪問看護ステーションに依頼する体制の診療所もあります。

訪問看護や訪問リハビリを自院で担う体制であれば、介護レセプトは必須です。

一方、訪問看護や訪問リハビリは自院で提供しない体制であれば、介護報酬の請求は大きなウエイトではなく、算定するとしても居宅療養管理指導費 ▶ Lesson6・01 参照 だけのことが大半です。

とくに、在宅を始めたばかりの診療所や、在宅レセプトが初めての事務スタッフにとって、介護報酬の算定は非常に難しく感じがちです。介護保険というまったく別のしくみへの請求になるので、外来レセプト経験者のほうが、かえって難しいと思えるかもしれません。

このような場合、介護報酬（居宅療養管理指導費）の算定は焦らず、医科をしっかり算定できることを目指す方針に集中するのも一つの方法です。在宅分野でも医科診療報酬をきっちり算定できる力が育ってから、介護保険も勉強して、居宅療養管理指導費を算定できるようになることをおすすめしています。

本書でも、介護レセプトについては割愛します。まずは、医科レセプトでの、外来と在宅との違いをしっかりと。それがわかってきてから、ステップアップして介護保険も勉強しましょう。

◆ 点数算定の考えかたの違い

在宅の点数は、外来診療にはなかった考えかたが登場します。

- 訪問する先が個人宅なのか、老人ホームのような施設なのか？
- 個人宅でも、一戸建てなのか集合住宅なのか？
- ある人の住居に出向いて診療をした日に、同じ建物内に住む他の人に、出向いて診療をしたか？
- ひと月に当院が診ている患者が、同じ建物に何人いるか？

このような、外来診療では考慮することがなかった条件によって、算定項目と点数が変わるのです。具体的にはLesson3以降で勉強しましょう。

◆ レセプト事務関連の窓口業務の違い

レセプト作成・提出そのものではありませんが、在宅医療を提供する場合は、窓口業務が外来とは大きく変わります。

具体的には、保険証確認、自己負担金の受け取りかたなどをどうするかです。診療所によって、医師の訪問診療に事務スタッフが同行するところもありますが、事務は留守番の診療所も多いです。すると、事務スタッフは患者に会うことがなく、保険証確認や集金は訪問した医師や看護師がすることになります。

その他、在宅医療では、点数算定や他機関との連携にあたって必要になる書類がたくさんあります。

具体的には次の Lesson2 や Lesson6 で見てみましょう。

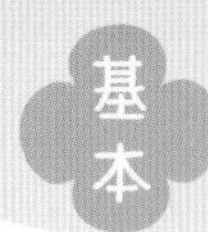

レセプトの記載欄

どこに何を書くか

診療報酬請求書等の記載要領Ⅱ

在宅医療の点数は、ここに記載します。

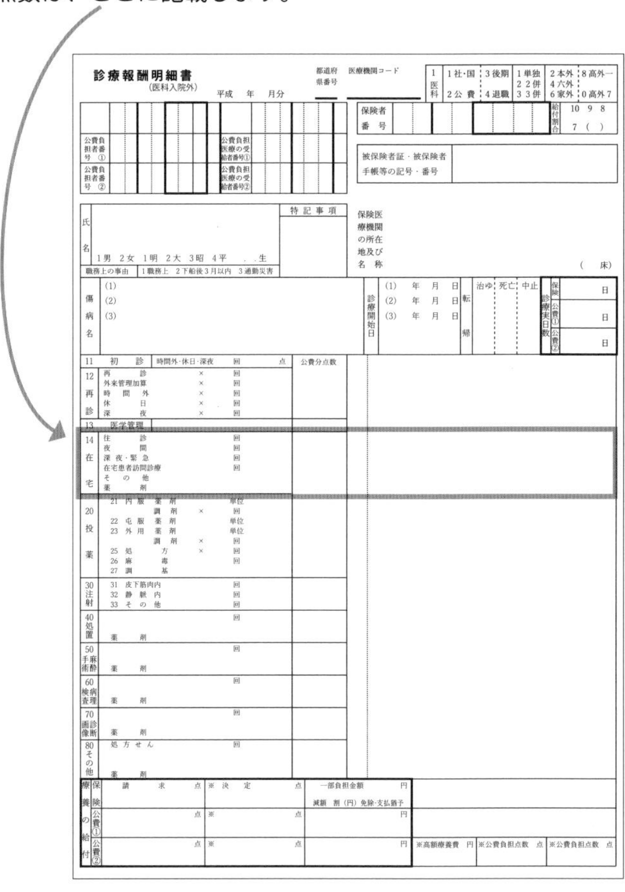
診療報酬明細書
(医科入院外)
平成　年　月分
都道府県番号　医療機関コード
1 医科　1 社・国　2 公費　3 後期　4 退職　1 単独　2 2併　3 3併　2 本外　4 六外　6 家外　8 高外一　0 高外7
公費負担者番号①　公費負担医療の受給者番号①
公費負担者番号②　公費負担医療の受給者番号②
保険者番号　給付割合　10 9 8　7 ( )
被保険者証・被保険者手帳等の記号・番号
氏名　1男 2女 1明 2大 3昭 4平 . . 生
特記事項
保険医療機関の所在地及び名称　(　床)
職務上の事由　1 職務上　2 下船後3月以内　3 通勤災害
傷病名 (1) (2) (3)
診療開始日 (1) 年 月 日 (2) 年 月 日 (3) 年 月 日
転帰 治ゆ 死亡 中止
診療実日数 保険 日 公費① 日 公費② 日
11 初診　時間外・休日・深夜　回　点　公費分点数
12 再診　再診 × 回　外来管理加算 × 回　時間外 × 回　休日 × 回　深夜 × 回
13 医学管理
14 在宅　往診 回　夜間 回　深夜・緊急 回　在宅患者訪問診療 回　その他　薬剤
20 投薬　21 内服 薬剤 単位　調剤 × 回　22 屯服 薬剤 単位　23 外用 薬剤 単位　調剤 × 回　25 処方 × 回　26 麻毒 回　27 調基
30 注射　31 皮下筋肉内 回　32 静脈内 回　33 その他 回
40 処置　回　薬剤
50 手術麻酔　回　薬剤
60 検査病理　回　薬剤
70 画像診断　回　薬剤
80 その他　処方せん 回　薬剤
療養の給付　保険　請求 点　※決定 点　一部負担金額 円　減額 割(円)免除・支払猶予
公費①　点　※　点　円
公費②　点　※　点　円　※高額療養費 円　※公費負担点数 点　※公費負担点数 点

上書き部分や、傷病名、実日数、転帰、基本診療料の記載は外来診療のレセプトと同じ要領です。

この部分は、その月に行なった往診・訪問診療の回数と点数を書きます。
夜間加算と深夜・緊急加算に該当する往診だけ、通常の往診とは別の行に書き、
その他の加算は摘要欄に記載のうえ、加算した点数を書きます。
外来の再診料と同じ要領です。

14 在宅	往診		回
	夜間		回
	深夜・緊急		回
	在宅患者訪問診療		回
	その他		
	薬剤		

14	必要事項	1回の点数 × 回数

薬剤料を算定する場合は
ここに記入します。

摘要欄に、算定項目別に決まっている
必要事項と、点数の内訳を記入します。

往診料と訪問診療料以外は、「その他」の行に、
算定する点数の略称を記入します。
加算があるときは、加算の略称も記入します。

算定項目ごとの具体的な記載事項等はLesson4～7で紹介します。

Lesson 2

在宅医療の事務業務

Lesson 2・01

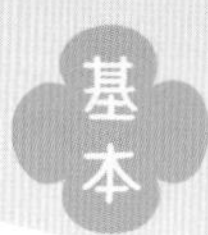

在宅医療の保険証確認

外来との違いを知ろう

POINT

✓ 在宅では事務が自分で確認できない場合がある。
✓ 職場の環境に合わせて、適した方法を考える必要がある。

1 ― 在宅と外来の違い

保険証の確認は、事務スタッフにとっては基本中の基本ですね。年齢によって、70 ～ 74 歳は主保険の保険証と負担割合証の二つを確認すること、公費の医療証を持っていないか確認するなど、受付スタッフであればもれなく確認ができると思います。

在宅であっても、確認する内容は、外来診療と大きく変わりはありません。いくつかのポイントだけ知っておくとよいでしょう。

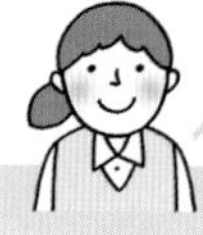

基本中の基本ではありますが、保険情報が変わることが在宅では意外によくあります。とくに、施設入居者で、当初は住民票をご自宅住所のままにしていたけれど、自宅を手放すことになって施設に住民票を移し、住所変更のことを伝え忘れるというケースは多いです。

◆ 外来診療と在宅診療での保険証確認のポイント

年齢	外来診療での確認ポイント	在宅医療での確認ポイント
就学前まで	■ 誕生月日にかかわらず、年度がわりのタイミングで区分が変わる。 ■ こどもへの医療費助成制度がある自治体が多い。制度がある自治体では、保険証だけでなく医療証も確認。	■ 外来診療での確認ポイントと同様の内容を確認する。 ■ 上に加えて、在宅医療が必要な子どもは、小慢など公費該当のケースが多い。受給者証を確認。
6歳になった4月から、69歳（70歳の誕生日前日まで）		■ 公費該当のケースが多い。受給者証を確認。 ■ 40歳以上は、介護保険対象 ▶説明1 の場合があり、該当する場合は介護保険証と負担割合証も確認。
70歳の誕生日から、74歳（75歳の誕生日前日まで）	■ 負担割合が人によって違う。保険証に加えて、高齢受給者証も確認。	■ 保険証、高齢受給者証（70～74歳）、介護保険証と負担割合証を確認。 ■ 住所変更の予定はないか？
75歳以上	■ 負担割合が人によって違う。	

これらはきっと、事務の仕事をしている皆さんであれば、しっかり確認することは簡単だと思います。しかし、在宅医療で最大の問題は、確認する内容ではありません。在宅医療の現場に事務スタッフが行く機会がないために、事務スタッフが在宅医療を受けている患者にはお会いすることがなく、患者やご家族がどんな人か、どんな状態でお過ごしかもわかりませんし、保険証などを持ってきてもらう機会もないということです。

> **説明 1**
>
> 65歳未満でも、40歳以上で、がんの末期、脳血管疾患など、16の疾病に該当すると要介護認定の対象になります。▶ Lesson2・03
>
> 39歳未満はどのような状態でも介護保険の対象にはなりません。

そこで、このLessonでは、在宅医療の診療所で実施されている方法をいくつかご紹介します。ご自分の職場環境なら、どんな方法だとスムーズに漏れなく保険証確認ができるか、考えてみましょう。

2 ― スマホやデジカメ等で写真を撮ってきてもらう

医師や看護師に、訪問した際に保険証や医療証の写真を撮ってきてもらう方法です。医師や看護師が帰ってきてから、事務が、写真の保険証類とカルテの情報と合っているかを確認します。

◆ よい点

✓ 保険証類の情報のうちどれがレセプト算定に重要なのかに詳しくない職種でも、写真撮影はできますので、比較的誰にでもお願いしやすい方法です。

✓ スマホやデジカメなら、日付の情報も自動的に記録されますので、いつ確認したかが明確です。

◆ 懸念されること

✓ 外来診療のときに受付でコピーをとらせていただく場合と同様に、患者の許可が必要です。個人情報ですので、撮影した画像、スマホやデジカメの管理も慎重にする必要があります。画像は不用意に保存せず、電カルへの取り込み等がすみしだい、カメラに一時保存したデータはそのつど削除しましょう。

✓ 患者の同意が得られない場合は、訪問した医師や看護師が、その場で確認するしか方法がありません。ですから、それを想定して、前もって確認事項を伝えておく必要があります。

✓ 必要な保険証情報は、主保険ひとつだけとは限りません。事務職ではない職種の人に、患者の年齢その他の状況によって、どれだけの保険証類を確認しなければならないかを完璧に把握してもらうことは難しいかもしれません。

3 ― 患者宅でカルテと照らし合わせてもらう

訪問の際、患者宅で保険証を提示してもらい、医師や看護師にその場でカルテと照らし合わせて確認してもらう方法です。

◆ **よい点**

✓ 確認する人が、どの情報が大切かをよく知っている人であれば、確認の手順は外来の受付の場合とまったく同じですので、馴染みやすいでしょう。

◆ **懸念されること**

✓ 医師の専門は診療ですし、看護師の専門は看護です。医療職者が、介護保険や公費の医療証などまで、ひととおり把握されていることは、多くはありません。

4 — 職場の環境に適した方法を見つけましょう

現在の主流は、これらの2つの方法です。それぞれによい点もあり、注意点もあります。実際にやる人にとっての慣れや好みも大切な要因です。職場の環境に合わせて、よい方法をつくっていくことが大事です。

また、今は、インターネット環境を整えればクラウドを利用してどこからでも確認できる電子カルテや、患者・家族と事務スタッフが直接お会いすることがなくてもテレビ面談ができるシステムなど、便利なサービスも増えてきています。2024年4月からは、オンライン資格確認システムが訪問診療や往診でも使えるようになっています。オンライン資格確認システムを導入している診療所では、保険証確認の代わりにマイナンバーカードをモバイル端末で読み取って資格確認することも可能です。

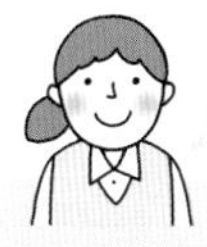

ちょっと補足

保険証は個人情報にあたりますので、もちろんセキュリティ面は考慮する必要はありますが、信頼できるサービスであれば、スマホで撮影して持ち運ぶよりも安全と考えられるでしょう。

新しい情報も積極的に収集していくことで、みんなの負担がより減って、より安全に、効率的に業務ができるかもしれません。いろいろな情報に関心を持つことも、事務の専門職として意識しておけるとよいですね。

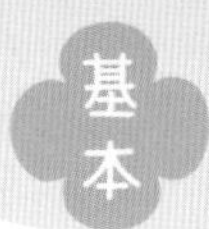

在宅医療の自己負担分請求

外来との違いを知ろう

POINT

- ✓ 集金のタイミングは、毎回か、月ごとか。
- ✓ 集金方法をどうするか。

保険証の確認と並んで、自己負担分をどう支払ってもらうかも、在宅医療での難関のひとつです。検討のポイントがいくつかあります。職場に合った方法を考えてみましょう。

1 — 集金のタイミング

①訪問のつど、その日にかかった費用の自己負担分を支払ってもらう ②ひと月の診療分をまとめて月末か月初に請求 —— のいずれかが多いです。集金方法や、患者の診療期間との兼ね合いをふまえて、検討するとよいでしょう。

2 — 集金方法

多くの在宅診療所がとっている方法は、①訪問時に、訪問した医師や看護師が対面で現金をいただく ②口座振替 ③口座振込 ④ご家族に来院してもらって支払い —— のいずれかです。

◆ 訪問診療時に現金で集金する

患者数が少ないうちは、これが最も手軽で確実な方法です。

注意点としては、おつりの持参が必須です。

また、支払い金額がいくらか、患者宅で算出されていなければなりません。ひと月分まとめて請求なら、前もって事務スタッフが計算しておけます。1回ずつの支払いなら、当日支払いではなく、次回の訪問時に払っていただくといったサイクルもよいかもしれません。

◆ 口座振替

口座振替は、いったん手続きをしてしまえば、その後の支払いは事務スタッフで引き落としの手配ができますので、最も確実です。

ただ、振替申込の手続きが煩雑です。在宅患者数が少ないうちは、引き落としによって負担が減ることよりも、手続きにかかる負担のほうが大きいかもしれません。ですから、在宅の患者数が多くなってきたら、口座振替を検討するのがよいと思われます。

口座振替の場合は、引き出すときにかかる手数料は診療所の負担です。

◆ 診療所の口座へ振り込んでもらう

口座振込を患者側に依頼する方法は、回収に苦戦しがちで、おすすめではありません。患者・家族に悪気はなくても、毎回（ないし毎月）の振込は負担なものです。入金を確認し、入金がまだなら催促のご連絡を……と、気をつかう業務が増えがちです。

また、口座振込の場合は、振込にかかる手数料の説明もポイントです。振込手数料を患者側に負担いただくなら、振込依頼時にお願いする必要があります。

◆ 支払いのために家族に来院してもらう

これは、負担になる場合もあるでしょうが、家族が希望されるのであれば、十分選択肢に入れられる方法です。

3 — 入金確認、領収書・明細書

ここでご紹介した集金方法のうち、訪問時に支払ってもらうことや来院して支払ってもらう方法なら、支払のときに受領金を確認して、領収書・明細書をお渡しすればよいのですが、口座振替や振込だとそうはいきません。直接お会いしないで支払ってもらう形になりますので、振込に指定した口座をチェックして入金を確認し、入金があったら領収書・明細書を何らかの形でお渡しするという業務が加わります。

4 — まとめると

それぞれの特徴はこのようになります。あなたの職場ではどの方法がよさそうか、考えてみましょう。

	訪問時に受け取る	口座振替	口座振込	窓口に来てもらう
回収しやすさ	△	◎	×	○
入金確認	不要	必要	必要	不要
領収書・明細書	手渡し	送付など必要	送付など必要	手渡し
その他	■ いくらの請求になるのかを、訪問時に提示できる必要がある ■ 事務が同行しない場合、医師や看護師に集金してもらうことになる	■ 振替するまでの手続きが煩雑	■ 入金がなかった場合の対応を考えておく必要がある	■ 家族等に来院してもらう必要がある

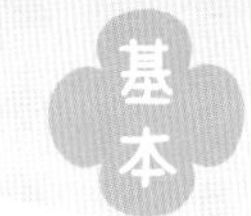

在宅医療開始時に確認すること

外来診療にプラスして必要なこと

POINT

- ✓ **保険証類、住所変更の可能性について、全員に必ず確認。**
- ✓ **公費対象かどうか、要介護認定があるかどうかも確認。**

ある患者に在宅医療を開始することになったとします。その際にぜひ、以下のことは確認しておきましょう。

1 ― 全員に確認すること

◆ 保険証類（医療保険）またはオンライン資格確認

70 歳未満は保険証、70 ～ 74 歳は保険証と高齢受給者証、75 歳以上は後期高齢者医療の保険証です。確認した日付も記録しておきましょう。

医療保険の保険証を持っていない、生活保護受給者であれば、どの自治体の生活保護かを確認することがポイントです。

◆ 今後住所変更を行なうか

Lesson2・01 でも述べましたが、外来診療とは違い、施設入居者ではとくに住民票が移動するケースがよくあります。

◆ 請求方法確認

支払いについても初回によくご説明することが重要です。支払いの方法は、Lesson2・02 のように、患者宅で受け取る、口座振替、口座振込、窓口に来てもらう、などが考えられます。

口座振替の場合は、説明および口座振替依頼書をお渡ししたか、そのあと振替依頼書を回収したか、記録しておきましょう。

2 — 該当する場合に確認すること

◆ 公費の適用

公費について、適用の患者であっても、初回からもれなく申請してくださるとは限りません。医療費助成の医療証や、障害者手帳等をお持ちかどうか、声をかけて確認するようにしましょう。在宅医療のスタート時は、患者・家族もそこまで気が回らず、数か月経ってから公費対象だとわかったりします。必ず最初の面談の際に確認しましょう。

◆ 要介護認定の有無

要介護認定は原則 65 歳以上ですが、例外的に 40 歳以上で対象になる場合もありえます。▶説明 2

要介護認定がある人は、介護保険証と負担割合証のふたつを確認します。保険証類と同じように、確認した日付とともに記録しておきましょう。

介護保険該当者であれば、担当ケアマネジャーの所属・連絡先を早めに確認しておくと安心です。

◆ 訪問診療なら同意書・計画書への署名

往診だけなら必要ありませんが、訪問診療の場合は、

説明 2

Lesson2・01 でも出てきましたが、40 ～ 64 歳で要介護認定の対象になるのは、以下の 16 疾病です（特定疾病）。

がん末期／関節リウマチ／筋萎縮性側索硬化症／後縦靱帯骨化症／骨折を伴う骨粗鬆症／初老期における認知症（アルツハイマー病、脳血管性認知症等）／進行性核上性麻痺、大脳皮質基底核変性症及びパーキンソン病（パーキンソン病関連疾患）／脊髄小脳変性症／脊柱管狭窄症／早老症（ウェルナー症候群等）／多系統萎縮症／糖尿病性神経障害、糖尿病性腎症及び糖尿病性網膜症／脳血管疾患（脳出血、脳梗塞等）／閉塞性動脈硬化症／慢性閉塞性肺疾患（肺気腫、慢性気管支炎等）／両側の膝関節又は股関節に著しい変形を伴う変形性関節症

開始前に同意書をもらうことが必要です。在医総管・施医総管 ▶ Lesson5 を算定するなら、在宅療養計画書も作成してカルテに添付し、説明内容の要点もカルテ記載することが必要です。▶ Lesson2・04

3 ― その他

その他、他院からの診療情報や薬剤情報についても、診療情報提供書やお薬手帳・薬剤情報提供書など、在宅医療では情報がとても重要です。これらも早いうちに確認しましょう。

4 ― チェックリストのすすめ

スタートするときの確認事項を一覧にして、チェックリストをつくっておくと便利です。次のページで、一般的な内容をチェックできるチェックシートをご紹介します。ご自分の職場に合わせて、オリジナルなものを作ってみてください。

在宅医療スタート時チェックシート

		チェック項目	確認日
住民票の住所変更の予定があるか		□なし □あり（いつごろ：　　　　　　） □未定	月　日
医療保険	0～69歳	□保険証	月　日
	70～74歳	□保険証	月　日
		□高齢受給者証	月　日
	75歳～	□後期高齢者医療の保険証	月　日
公費の対象かどうか	生活保護	□なし □あり（どこの自治体：　　　　　）	月　日
	医療費助成 重度障がい者医療、ひとり親医療、難病医療、こども医療など	□なし □あり （ありの場合　認定証の種類： 認定証の有効期限：）	月　日 月　日 月　日
	限度額適用認定証	□なし □あり	月　日
	障害者手帳	□なし □あり	月　日
介護保険 原則65歳以上。例外的に40歳以上でも認定がある場合がある	介護認定	□なし □あり （ありの場合　□介護保険証 □負担割合証）	月　日 月　日 月　日
	ケアマネ	□名前（　　　　　　） □所属（　　　　　　）	月　日
お薬手帳または薬剤情報		□なし □あり	月　日
患者または家族のサイン		□訪問診療する （訪問診療する場合　□同意書サイン □計画書サイン） □往診だけ（サイン不要）	月　日 月　日 月　日
請求方法		□窓口 □口座振込 □口座振替（自動引き落とし） （振替の場合　□説明、振替依頼書お渡し □口座振替依頼書回収）	月　日 月　日 月　日

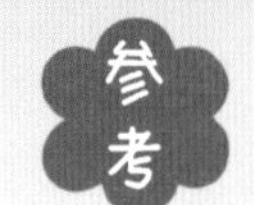

在宅医療の書類

患者・家族への書類

C001 在宅患者訪問診療料（Ⅰ）1、2／C001-2 在宅患者訪問診療料（Ⅱ）／C002 在宅時医学総合管理料／C002-2 施設入居時等医学総合管理料

1 — 訪問診療同意書

保険診療の決まりとして、訪問診療を提供して訪問診療料を算定するには、必ず書面で同意を得なければなりません。訪問診療を開始する前に、以下のような内容を説明し、同意が得られれば、同意書に署名いただきカルテに添付します。

説明内容を文書にしなければならない等の規定はありませんが、説明の質を保つことができ、患者・家族が見直せる利点がありますので、説明文書を作っておいて、文書に沿って説明することをおすすめします。説明文書と同意書とを兼ねることもできます。

訪問診療開始前に理解を得ておくとよい項目（訪問診療同意書への記載内容例）

- 訪問診療の必要性・内容・頻度など
- 緊急時の対応体制について
- 個人情報の取り扱いについて
- 医療費自己負担分のほかに、交通費、介護保険による費用が、別途かかる場合があること
- 精算について（支払いの時期、支払い方法、請求先）

次のページで、説明文書を兼ねた同意書の例を紹介します。

説明文書を兼ねた訪問診療同意書の例

訪問診療ご利用者様ならびにご家族様

訪問診療同意書・申込書

○○在宅診療所

以下の注意事項をよくお読みいただき、同意されましたら、署名・押印ください。

- 訪問診療は基本的に月 ____ 回、計画的な医学管理のもと、定期的に実施します。
- 緊急時は往診（予定外の訪問による診療）も可能ですが、検査・処置などが必要と判断した場合は病院受診が必要な場合があります。また状況により他医への転送が必要な場合もありますのであらかじめご了承ください。
- 在宅療養に係る費用は医療保険で取り扱われます。訪問診療のつど、管理および指導等に係る費用が発生します。その他調剤薬局や介護保険による費用は別途ご負担いただく必要があります。
- 在宅療養を行なうにあたり知り得た個人情報は遵守しますが、個人情報保護指針に基づき、他の医療機関や介護施設等と連携上必要な情報については提供する場合があります。

記入日：　　年　　月　　日（記入者　□本人　□同意者）

<table>
<tr><td rowspan="2">患者氏名</td><td rowspan="2" colspan="2">ふりがな

様</td><td>性別</td><td>男　　女</td></tr>
<tr><td>生年月日</td><td>年　　月　　日 生
（　　　）歳</td></tr>
<tr><td>住所</td><td colspan="4">〒</td></tr>
<tr><td>電話番号</td><td colspan="4"></td></tr>
<tr><td rowspan="2">同意者
（連帯保証人）</td><td>氏名</td><td></td><td>患者との続柄</td><td></td></tr>
<tr><td>連絡先</td><td colspan="3"></td></tr>
<tr><td rowspan="2">精算方法</td><td colspan="4">①請求書宛名・送付先
□上記に同じ
□異なる宛先を指定　（〒　　　）</td></tr>
<tr><td colspan="4">②支払方法
□引き落とし
□振込　○○銀行 ○○支店 普通××××××××　口座名 ○○○○○○
□窓口　受付時間：月～金曜の午前9時から午後5時</td></tr>
</table>

- 患者ご本人が記入できない場合、同意者（連帯保証人）が記載ください。今回の訪問診療に同意されたものとさせていただきます。
- 振込による精算の場合、振込手数料はご負担ください。

2 — 在宅療養計画書

在医総管および施医総管 ▶Lesson5 は、算定要件として、在宅療養計画を個別に作成しなければなりません。その内容を患者等に説明することと、在宅療養計画と説明の要点をカルテに記載することが求められています。

在宅療養計画書への記載内容例

- 患者の状況（ADL、要介護度など）
- 訪問診療が必要な理由
- 診療の方針
- 訪問診療の日程、頻度

在宅療養計画書の様式例

（別紙様式52）

在宅療養計画書

（患者氏名）＿＿＿＿＿＿＿＿＿＿＿＿殿

最終の外来受診日： 年 月 日
初回の往診又は訪問診療日： 年 月 日
計画作成日： 年 月 日

在宅での療養を担う医療機関名及び医師氏名	
病名・状態等（他に考え得る病名等）	
在宅での療養に関する患者以外の相談者	家族 ・その他関係者（ ）
在宅での療養を担当する者の氏名（下記担当者及び上記医師を除く）	
通院困難な要因	
在宅での療養上の問題点、課題等	
在宅での療養について、必要な支援（概要等）	
在宅において必要となることが予想される医療の内容等	
利用が予想される介護サービス等	
利用が予想される介護サービスの担当者	

注）上記内容は、現時点で考えられるものであり、今後の状態の変化等に応じて変わり得るものである。

説明・交付日： 年 月 日

（外来において診療を担当する医師）＿＿＿＿＿＿＿＿

（在宅における療養を担う医師）＿＿＿＿＿＿＿＿

（本人）＿＿＿＿＿＿＿＿

Lesson 3

在宅医療の点数と施設基準

Lesson 3 · 01

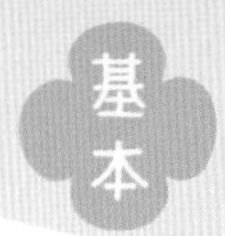

在宅の算定点数のなりたち

4階建てそれぞれの意味を知ろう

第２部 在宅医療 第１節 在宅患者診療・指導料（C000 ～ C013）

POINT

- ✓ **在宅の診療報酬は４階建て構造。**
- ✓ **訪問診療の場合は１階と２階がつながっている。**
- ✓ **医学管理料のようなものが在医総管や施医総管。**
- ✓ **在宅では指示書発行による算定が多い。**

在宅医療の医科診療報酬は、右ページの図のように、４層構造になっています。建物に例えると、４階建てです。

在宅医療では、基本診療料は外来と同じで、それに上のせする部分（特掲診療料）が３層あるイメージです。

1 ― 診療を提供することに対する点数

基本診療料は、診療を提供することに対する点数です。

外来では通常、診療のたびに初診料か再診料のどちらかを、必ずひとつ算定しますね。それは在宅医療でも同じで、初診料・再診料のどちらかを必ずひとつ算定します。▶説明１

この基本診療料が、１階部分です。

説明 1

初診料・再診料に対する加算も外来と同様です。時間外等の加算、乳幼児加算や、再診料の外来管理加算など、もれなく算定しましょう。

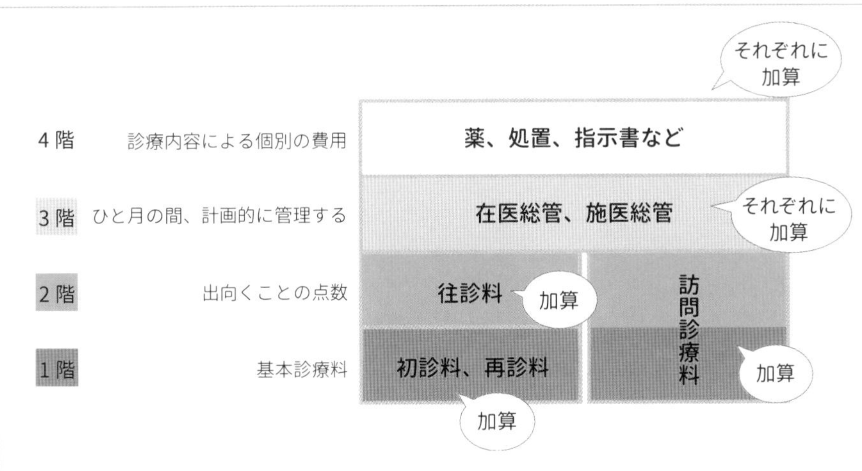

在宅の診療報酬は、このように4階建て構造です。1階部分は基本診療料で、外来診療と同様です。2階が「出向くこと」への点数、3階は管理料、4階が治療個々にかかる費用です。
ただし1～2階部分について、訪問診療料は基本診療料を含むので、1階と2階の間の仕切りがなくなっています。

2 ― 出向くことに対する点数

基本診療料が、診察を提供することに対する診療料であるように、往診料と訪問診療料は、どちらも「出向いて診療する」ことに対する診療料です。

2階部分は、往診料または訪問診療料です。ただし、訪問診療料には基本診療料が含まれるので、訪問診療の場合は1階と2階の仕切りがなく、つながっている構造です。

往診と訪問診療の違い、算定要件など、詳しくはLesson4で勉強しましょう。

3 ― ひと月の間、責任をもって患者を診ることに対する点数

外来診療での医学管理料のような考えかたの点数が、**在宅時医学総合管理料** ▶説明2 または**施設入居時等医学総合管理料** ▶説明2 です。▶補足

訪問先が、患者の**自宅の場合は在医総管**（一戸建てでも、集合住宅でも）、**老人ホームや高齢者住宅だと施医総管**という違いです。

説明 2

在宅時医学総合管理料は、**在総管**とか、**在医総管**といいます。施設入居時等医学総合管理料は、**施医総管**や**施設総管**といいます。

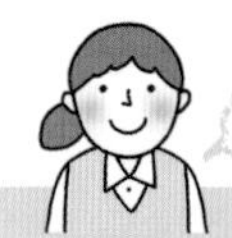

ちょっと補足

在医総管・施医総管は、おおざっぱにいうと、外来での特定疾患療養管理料225点のようなものです。ただし、225点は月2回まで算定できるのでしたね。在医総管・施医総管は月1回です。

4 ― 診療内容や患者状態に応じた点数

1～3の点数の上に、診療内容などによる点数が加わります。薬や処方箋、処置、検査の費用など、外来と同じ要領です。

患者本人に対する診療に限らず、他医等への情報提供や指示書の発行に対する点数もあります。在宅では外来診療よりも、指示書発行の算定が多いのが特徴です。

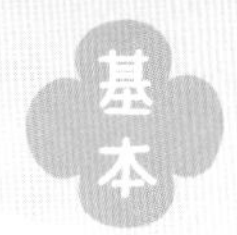

医療機関条件による違い

自分の職場がどの種類かを知ろう

C000 往診料／ C001 在宅患者訪問診療料（Ⅰ）／ C001-2 在宅患者訪問診療料（Ⅱ）
C002 在宅時医学総合管理料／ C002-2 施設入居時等医学総合管理料

POINT

- ✓ **点数算定の前に、どの種類の在宅診療所かを知らなければ、レセプト作成はできない。**
- ✓ **在宅診療所のステップは、一般の診療所 → 在支診 → 機能強化型在支診。**

1 ― 在宅レセプトのスタートは「どの種類の診療所か」

みなさんのお勤めの職場は、在支診以外でしょうか、在支診 ▶説明 1 でしょうか。在支診なら、どの種類の在支診でしょうか。

在宅医療では、まずご自分の職場がどの種類の診療所なのかがわからなければ、レセプト作成ができません。なぜなら、どの種類の診療所なのかで、提供した診療が同じでも、算定できる点数が異なるからです。

それではどんな種類があるのかを見てみましょう。在宅医療を提供する診療所は、在宅医療への取り組み度や実績によって、次のページのように分類されます。職場がどの種類なのか、先輩や医師に聞いて確認しましょう。

説明 1

在支診とは、「在宅療養支援診療所」の略です。一定の基準を満たして届出をした場合に、在支診でない診療所よりも、高い点数を算定できる施設基準です。

在支診の略しかたと同様に、「在宅療養支援病院」を略して、在支病といいます。

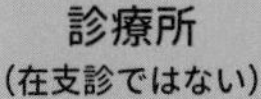

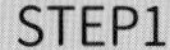

往診だけ

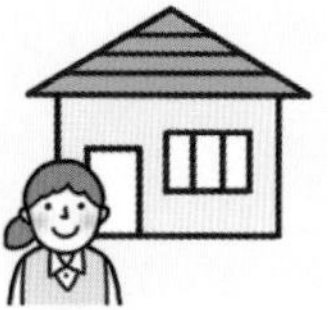

訪問診療の同意書

STEP2

往診
訪問診療

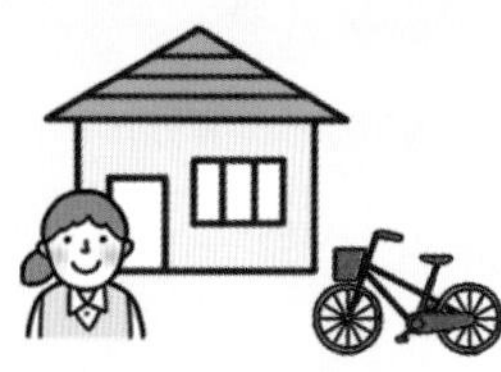

在医総管・施医総管の届出

STEP3

往診
訪問診療
在医総管・
施医総管

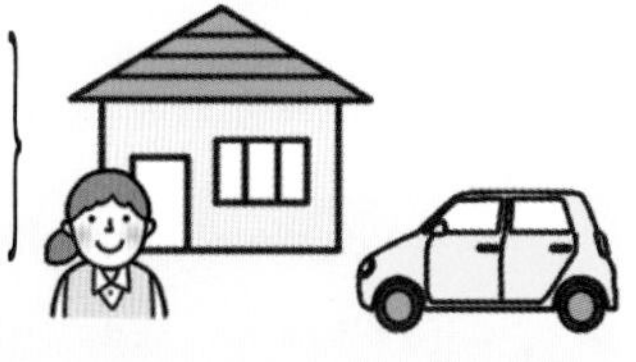

24 時間の往診・訪問看護確保
緊急時の病床確保
意思決定支援の指針作成　など

訪問診療料には、
施設併設の診療所と、
主治医から依頼された
場合の点数設定もあります。
Lesson4 で説明します。

在支診
（機能強化型でない）

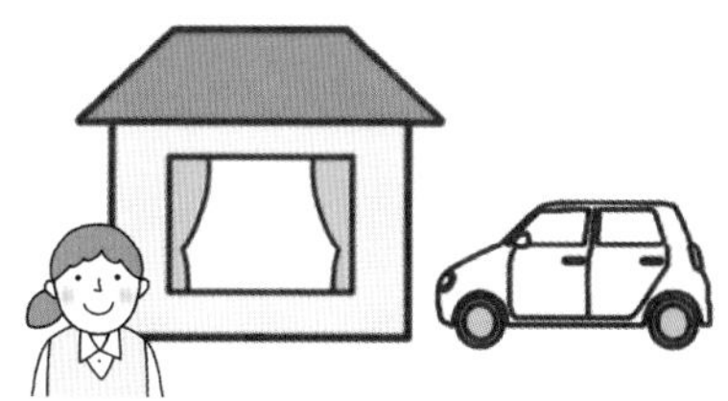

往診料・訪問診療料の加算や、在医総管・施医総管で高い点数を算定でき、在宅ターミナルケア加算や、再診料の地域包括診療加算など、在支診だけが算定できる加算もあります。

「実績加算」という、
機能強化型の要件には足りないけれど
実績は十分な在支診の加算もあります。
実績加算について詳しくは
Lesson3・04 で。

常勤医の数、緊急等の往診実績、
看取りまたは小児在宅医療の実績
の規定数を満たす。
複数の医療機関が連携して満たしてもよい。

機能強化型
在支診

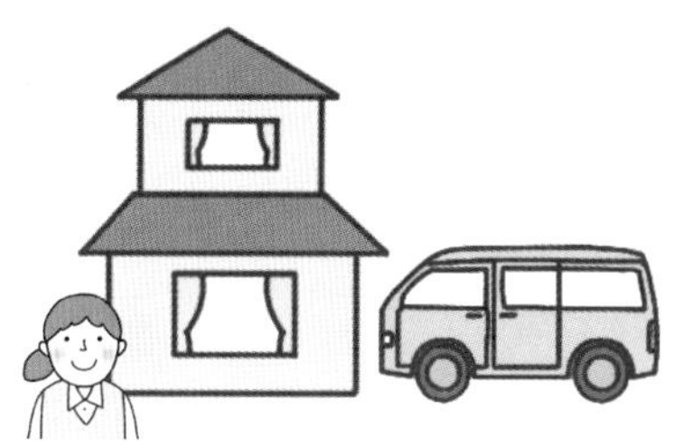

加算や在医総管・施医総管で、在支診よりもさらに高い点数を算定できます。

機能強化型のうち、とくに
専門的在宅医療を提供している
機能強化型在支診が算定できる
「緩和ケア充実加算」もあります。
詳しくは Lesson3・05 で。

2 — 施設基準によって何が変わるか

施設基準が上がると、同じ名前の項目でも、算定できる点数が上がります。具体的には Lesson3・03 以降で見ていきますが、ざっと全体像を見てみましょう。

<table>
<tr><th colspan="2"></th><th>診療所</th><th>在支診 ※実績加算なし</th><th>機能強化型在支診 ※無床、充実加算なし</th></tr>
<tr><td colspan="2">往診料 ▶ Lesson4・02</td><td colspan="3">720 点</td></tr>
<tr><td rowspan="3">往診料の時間帯の加算 ▶ Lesson4・03</td><td>夜間・休日</td><td>650 点</td><td>1,300 点</td><td>1,500 点</td></tr>
<tr><td>深夜</td><td>1,300 点</td><td>2,300 点</td><td>2,500 点</td></tr>
<tr><td>緊急時</td><td>325 点</td><td>650 点</td><td>750 点</td></tr>
<tr><td colspan="2">訪問診療料 ▶ Lesson4・04</td><td colspan="3">888 点、213 点</td></tr>
<tr><td colspan="2">在宅ターミナルケア加算 ▶ Lesson4・07</td><td>3,500 点</td><td>4,500 点</td><td>イ　5,500 点
ロ　5,500 点</td></tr>
<tr><td colspan="2">在医総管 ▶ Lesson5・02</td><td>395 ～ 3,435 点</td><td>490 ～ 4,585 点</td><td>525 ～ 4,985 点</td></tr>
<tr><td colspan="2">施医総管 ▶ Lesson5・03</td><td>395 ～ 2,435 点</td><td>490 ～ 3,285 点</td><td>525 ～ 3,585 点</td></tr>
</table>

（注）情報通信機器を用いた診療を除く

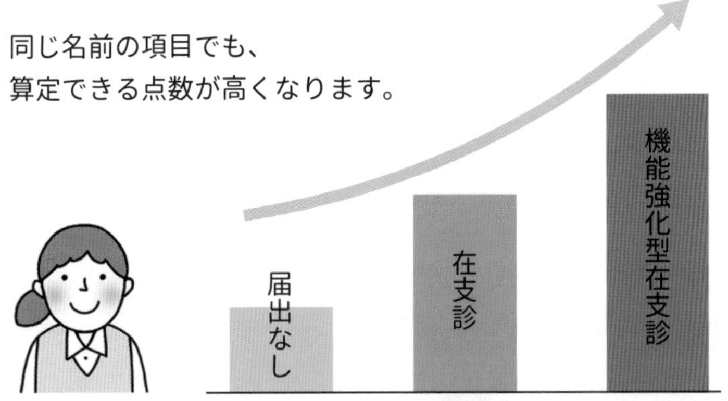

このように、在支診になったり、さらに機能強化型の在支診になったりすると、算定できる点数が高くなり、医院の収入が増えることになります。

ですが、開始するときから在医総管等の届出や、24 時間体制の構築や……と考えてしまうと、在宅医療そのものに二の足を踏んでしまうのではないでしょうか。

繰り返しになりますが、往診や訪問診療は、医療機関であればどこでも始めることができます。始めから高度なことを目指さず、小さくでも始めてみると、「思っていたほど大変ではなかった」という声も多いです。もし、外来で診てきた人が通院しづらくなってこられたら、まず往診から始めてみることをおすすめします。

Lesson 3・03

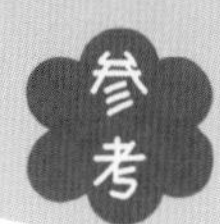

在支診でない診療所の施設基準

ステップごとの施設基準と届出

特掲診療料の施設基準第 15

POINT

- ✓ **往診だけならとくに手続き不要。**
- ✓ **訪問診療には患者同意書が必要。**
- ✓ **在医総管・施医総管には、要件を満たし、届出が必要。**

前のページでも触れましたが、在支診でない診療所は 3 つのステップに分けて考えることができます。

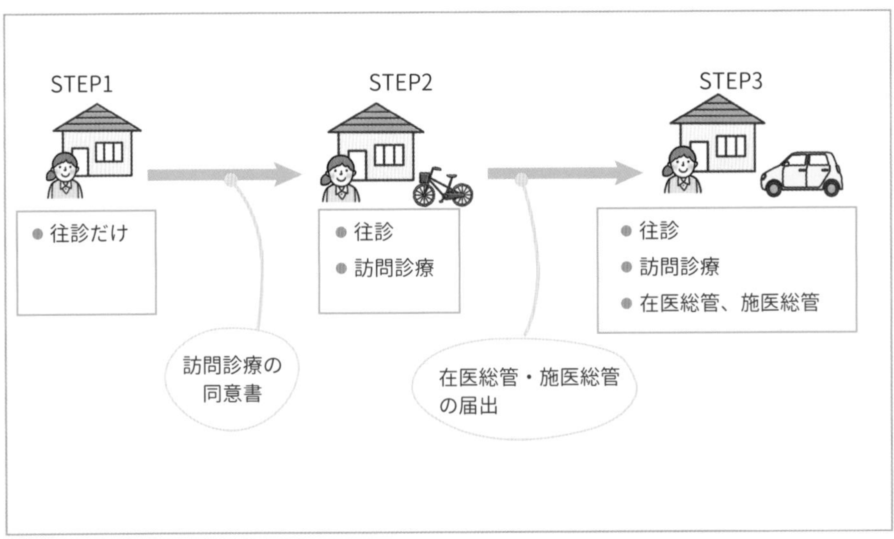

1 — 往診だけの診療所

制度上で必要な施設基準や手続きはとくにありません。診療所であれば、すぐに始めることができます。

2 — 往診と訪問診療をする診療所

訪問診療の開始にも、施設基準や届出等は必要ありません。ただし、訪問診療の開始前に、書面で患者から同意を得ることが必須です。

3 — 在医総管および施医総管の施設基準

在医総管と施医総管は、点数が大きく、在宅医療を手がける医療機関にとっては収入の面でもとても重要な診療報酬です。算定には、このような基準を満たすことが求められています。

在医総管および施医総管の施設基準

- 診療所である、または200床未満の病院である、または在支病である
- 在宅医療を担当する常勤医が1人以上いる
- 他の保健医療サービスまたは福祉サービスとの連携調整、市町村・在宅介護支援センター等に対する情報提供に努める
- 保険医療サービスを調整する担当者が配置されている（ケアマネジャーや社会福祉士等、と記載されていますが、職種や資格の定めはありません）
- 患者が別の診療科の医療機関を受診するときに、診療の状況を記載した文書をその医療機関に交付するなど、十分な連携を図るよう努める

これらを満たしている旨を記載した届出（様式19）を、地方厚生局あてに提出します。

在医総管・施医総管の施設基準届出様式（様式 19）

（在宅時医学総合管理料
施設入居時等医学総合管理料）の施設基準に係る届出書添付書類

1．次のいずれかに○をつけること。 （1）診療所（在宅療養支援診療所） （2）診療所（在宅療養支援診療所以外の診療所） （3）医療法の許可病床数が 200 床未満の病院 （4）在宅療養支援病院
2．「1」の（1）に○をつけた場合には、在宅療養支援診療所（様式 11）の届出状況を記載 （1）今回届出 （2）既届出（届出年月）　　　　年　　　月
3．在宅医療を担当する常勤医師の氏名
4．直近 1 か月間における往診又は訪問診療の状況について ①初診、再診、往診又は訪問診療を実施した患者数　（　　　）名 ②往診又は訪問診療を実施した患者数　（　　　）名 ③往診又は訪問診療を実施した患者の割合（②／①）　（　　　）％

記載上の注意
1 「2」の（1）に○をつけた場合には、併せて様式 11 の提出が必要であること。
2 緊急時の連絡・対応方法についての患者等への説明文書の例を添付すること。
3 「4」については、診療所が記載すること。

Lesson 3・04

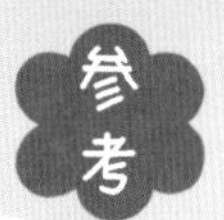

在宅療養支援診療所の施設基準

届出要件と実績加算

特掲診療料の施設基準第9

1 — 在支診の施設基準

在支診は、以下の要件を満たし、届出が必要です。

在支診の要件

- 診療所である
- 24時間連絡を受ける医師または看護師が決まっており、患者・家族に連絡先を文書でお知らせしている
- 24時間往診・訪問看護ができる体制である（他の医療機関や訪問看護ステーションとの連携でもよい）
- 24時間往診・訪問看護について、誰がいつ担当するかの計画を、患者・家族に文書でお知らせしている
- 緊急入院受け入れ病床を確保し（他の医療機関との連携でもよい）、受け入れ医療機関の名称等を届け出ている
- 連携する医療機関等との間で速やかな情報提供ができる
- 保健医療サービス・福祉サービスとの連携調整を担当する地域の担当者と連携している
- 在宅看取り数を、年1回、地方厚生局に報告する
- 意思決定支援の指針を作成している
- 直近1か月の在宅患者割合が95%未満である（95%以上であれば別途要件を満たす必要がある）
- 訪問栄養食事指導を行なえる体制が望ましい（他の医療機関や栄養ケアステーションとの連携でもよい）
- 施設から求めがある場合に、協力医療機関となれることが望ましい

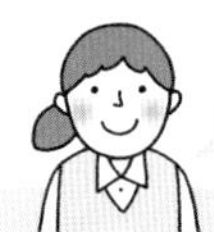

在支診しか算定できない点数もあります。「C在宅」のなかでは、在宅がん医療総合診療料 ▶ Lesson7・01 や往診時医療情報連携加算（往診料の加算）がそうです。

外来で算定する点数のなかにも、在支診であることが算定要件である点数もあります。▶ p.62

在支診に必要な基準を満たし、届出をすると、往診料や訪問診療料の加算、在医総管・施医総管等で、一般診療所よりも高い点数を算定できます。

2 ― 実績加算

在支診の上のランクに機能強化型在支診がありますが、機能強化型の届出要件には、在宅診療の実績と、常勤医師３人以上という人員面の規定があります。常勤医の要件には届かないが実績は十分にある診療所のために、在宅療養実績加算１・２の点数が設けられています。

在宅療養実績加算１の施設基準

- 過去１年間で10件以上緊急の往診（緊急・夜間・休日・深夜の往診）を実施している
- 過去１年間で４件以上在宅看取りを実施している

在宅療養実績加算２の施設基準

- 過去１年間で４件以上緊急の往診（緊急・夜間・休日・深夜の往診）を実施している
- 過去１年間で２件以上在宅看取りを実施している
- 指定の緩和ケア研修 ▶説明１ を修了した常勤医師がいる

説明 1

この「緩和ケア研修」とは具体的に、①「がん等の診療に携わる医師等に対する緩和ケア研修会の開催指針」に準拠した緩和ケア研修会 ②緩和ケアの基本教育のための都道府県指導者研修会（国立がん研究センター主催）等 ―― と記されています。

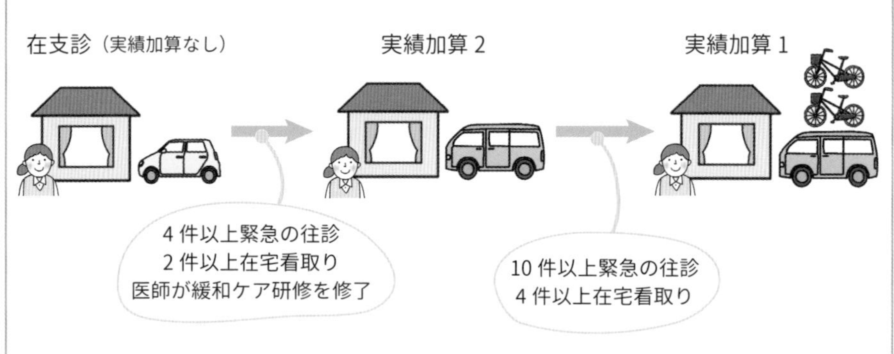

クリニック事務職のための
オンライン教材
くりちょこ

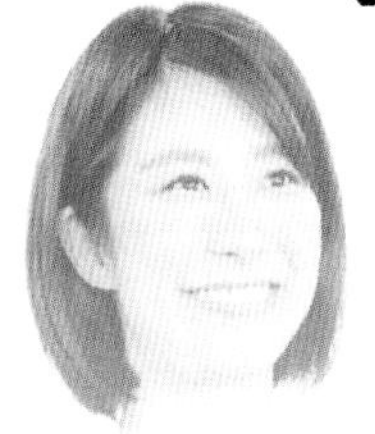

スマホでちょこちょこ、
レセプトがわかる！

クリニックに特化した内容を、無駄なく短期間でマスター！
考えかたがわかるから、未経験者でもどんどん身につく！
短時間ずつ、すきま時間で無理なくできる！
経験やスキルに合わせて継続できる！
人材定着につながる！

これまでになかったオンライン教材です。

「レセプトLesson」
シリーズ著者が監修

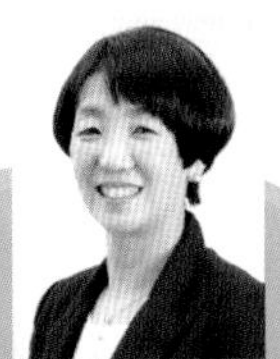

私がおすすめします！

医療事務サポート（株）スマイル
代表
神原充代　先生

＼くりちょこがあれば／

事務スタッフの能力を底上げ

- 未経験者の育成に！
- 全員でスキルアップし、急な欠員にも困らない！

教育・育成の負担を軽減

- 基本から学習できる！
- 点数表だけではわからない「こんなときどうする？」を相談できる！

受付での説明・対応力がつく

- 点数の決まりをしっかり理解できるから、明細内容の説明を任せられる！

請求すべき点数を正しく算定できる

- 知識がないと気づけない算定漏れを防ぐ！
- 返戻は正しく再請求！

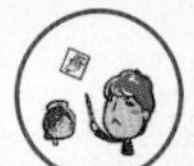

看護師のためのオンラインセミナー
出直し看護塾 YouTube で
くりちょこ が紹介されました！

出直し看護塾　くりちょこ　検索

くりちょこ でできること

事務職の２大要素、レセプトと受付を学べる

保険診療のしくみ

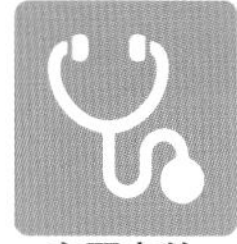
主要点数

受付接遇

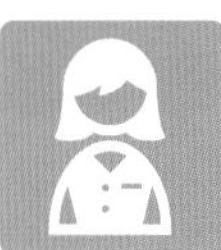
診療報酬改定

自分に合った学習スタイルで

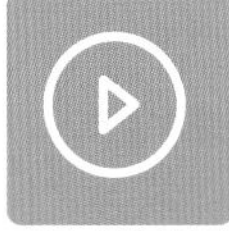
スライド動画

文章の解説

知識確認クイズ

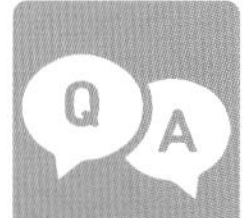

教材範囲外も
質問受付

短時間ずつでスキルアップ

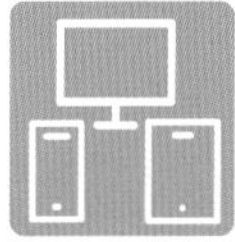
マルチデバイス対応

１コマ約２分

用語説明への
リンクつき

院内教育の管理にも

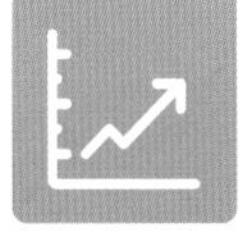
進捗・到達度を
管理者が確認

院内教材を
スタッフに配布

院内研修の
代替・補完に

Lesson 3・05

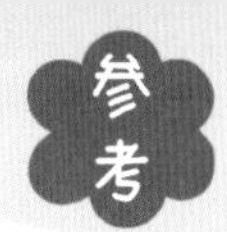

機能強化型在宅療養支援診療所の施設基準

届出要件と緩和ケア充実加算

特掲診療料の施設基準第9

機能強化型在支診とは、Lesson3・04 の在支診よりも、さらに高機能な在宅医療提供体制がある診療所です。

機能強化型在支診には、①ひとつの医療機関で実績基準を満たす**単独型**と、②複数の医療機関で連携して基準を満たす**連携型** —— の2タイプがあります。どちらのタイプでも、同じ機能強化型の点数で算定できます。

そして、機能強化型在支診では、病床あり（単独型は自院が病床を有する、連携型は連携体制を構築している医療機関内に病床を有する）か、病床なしかの違いがあります。

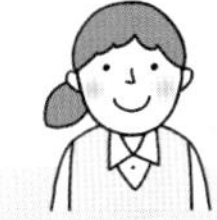

ちょっと補足

通常の在支診では、病床の有無で点数の差はありません。

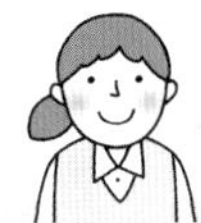

ちょっと補足

地域の在宅医療体制への貢献

機能強化型在支診はもともと、在支診の届出要件に加えて、緊急往診や、在宅看取り、あるいはとくに重症の小児在宅医療など、ニーズが高く専門的・高度な在宅診療を安定的に提供できている実績が基準になっています。

それらの実績要件に加えて、2022 年改定で、地域での在宅医療提供体制構築に対する積極的な関与が「望ましい」記載等が追加されました。「望ましい」ですから、満たしていなくても現在は届出できますが、将来的に義務化されるまでの猶予期間と考えられます。

1 — 単独型の機能強化型

単独型の場合の施設基準です。

機能強化型在支診（単独型）の施設基準

- 在支診である
- 在宅医療を担当する常勤医が3人以上いる
- 過去1年間で、緊急往診を10件以上実施した
- 過去1年間で、在宅看取りを4件以上実施、または、超重症児・準超重症児の在宅医療を4件以上提供
- 地域ケア会議等への出席状況等を、年1回、地方厚生局に報告する
- 訪問栄養食事指導を行なえる体制
- 介護保険施設と協力が可能な体制
- 地域ケア会議、他職種連携にかかる会議に出席していることが望ましい
- 在宅療養移行加算を算定する診療所の往診・連絡体制構築に、協力していることが望ましい
- 訪問診療の回数が一定数を超える場合、データ提出加算の届出を行なう

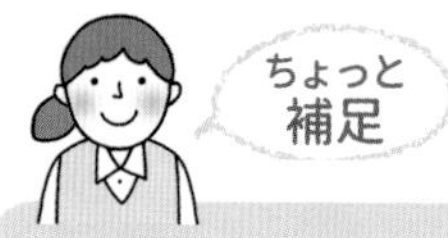

在支診と機能強化型在支診

つまり、機能強化型在支診を届け出るには、以下の⑨～⑯が、すべての在支診の施設基準①～⑧に加えて求められます。

すべての在支診の基準	① 24時間の連絡体制　② 24時間の往診・訪問看護体制　③入院受入体制　④連携する医療機関等への情報提供　⑤年1回、看取り数を報告　⑥意思決定支援の指針を作成している　⑦訪問栄養食事指導を行なえる体制（機能強化型でない在支診では「望ましい」要件）　⑧施設から求めがある場合に、協力医療機関となれることが望ましい
機能強化型在支診の基準	⑨在宅医療を担当する常勤医3人以上　⑩過去1年間で緊急往診10件以上　⑪過去1年間で看取り4件以上、または、超重症児・準超重症児の在宅医療を4件以上　⑫年1回、地域ケア会議等への出席状況を報告　⑬介護保険施設と協力が可能な体制　⑭地域ケア会議等に出席していることが望ましい　⑮地域の在宅医療の提供体制に協力していることが望ましい　⑯訪問診療の回数が一定数を超える場合、データ提出加算の届出

2 — 連携型の機能強化型

連携型の場合の施設基準です。

機能強化型在支診（連携型）の施設基準

- 複数の医療機関（9 施設まで、診療所または 200 床未満の病院）が連携して、単独型の施設基準を満たす
- 連携医療機関どうしで月 1 回以上、定期的にカンファレンスを開催する
- 連携医療機関のそれぞれが、単独でも、過去 1 年間で緊急の往診（緊急・夜間・休日・深夜の往診）4 件以上
- 連携医療機関のそれぞれが、単独でも、在宅看取りが過去 1 年間で 2 件以上、または超重症児・準超重症児の在宅医療の実績が 2 件以上
- 訪問栄養食事指導を行なえる体制
- 介護保険施設と協力が可能な体制
- 地域ケア会議等への出席状況等を、年 1 回、地方厚生局に報告する
- 地域ケア会議、他職種連携にかかる会議に出席していることが望ましい
- 在宅療養移行加算を算定する診療所の往診・連絡体制構築に、協力していることが望ましい
- 訪問診療の回数が一定数を超える場合、データ提出加算の届出を行なう

9 施設まで
診療所または 200 床未満の病院

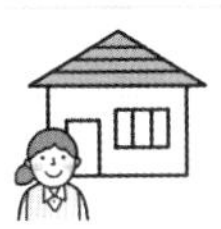
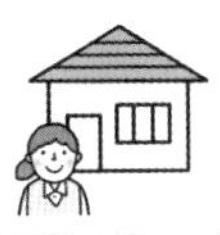
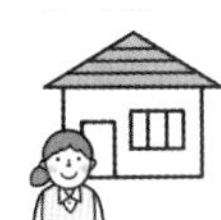
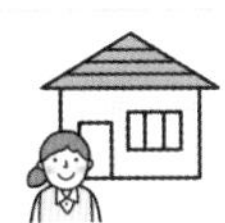

複数の診療所（200 床以下の病院でもよい）で
単独型と同じ基準を満たす

- 常勤医 3 人以上
- 過去 1 年間で緊急の往診 10 件以上
- 過去 1 年間の、在宅看取り 4 件以上または超～準超重症児の在宅医療 4 件以上

かつ、
それぞれ単独でも以下の基準を満たす

- 連携機関どうしでカンファを月 1 回
- 過去 1 年間で緊急の往診 10 件以上
- 過去 1 年間の、在宅看取り 2 件以上または超～準超重症児の在宅医療実績 2 件以上

3 — 緩和ケア充実加算

機能強化型の施設基準よりもさらに高い実績がある在支診のために、緩和ケア充実診療所加算が設けられています。

緩和ケア充実加算（診療所）の施設基準

- 単独で、過去 1 年間で緊急の往診（緊急・夜間・休日・深夜の往診）15 件以上
- 単独で、過去 1 年間の在宅看取り 20 件以上
- オピオイド自己注射の指導・実施実績（過去 1 年間に 2 件以上、または過去に 5 件以上）のある常勤医師がいる
- 常勤医により、過去 1 年間に 10 件以上オピオイド投与の実績がある
- 緩和ケア研修 ▶ p.56 を修了した常勤医がいる

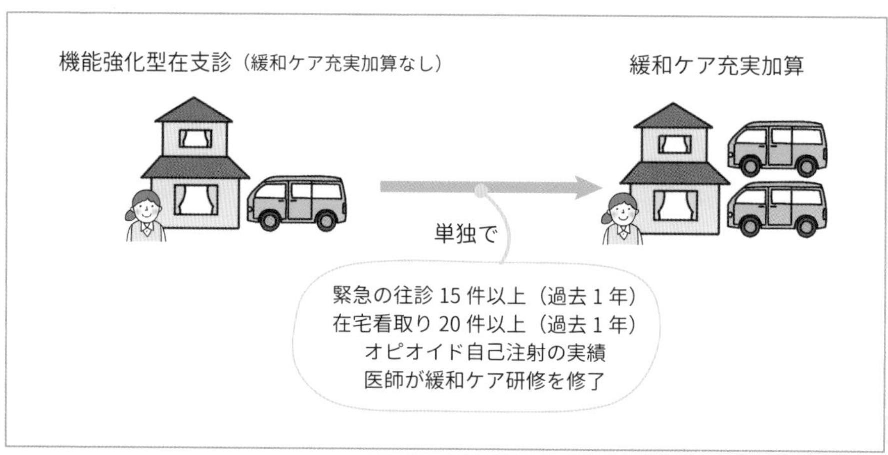

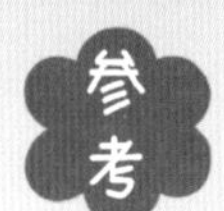

Lesson 3-06

在宅患者診療・指導料

C000〜C015の分類

第２部 在宅医療 第１節 在宅患者診療・指導料（C000 〜 C015）

在宅患者診療・指導料（C000 〜 C015）を、施設基準ごとにみると、大まかに以下のように分類できます。（ここでは加算は除きます。）

<table>
<tr><td rowspan="3" colspan="2">出向くことの点数</td><td>一般の診療所が届出なしでも主治医として算定できる点数</td><td>■ 往診料
■ 訪問診療料（Ⅰ）1</td></tr>
<tr><td>主治医から依頼されて訪問診療した場合の点数</td><td>■ 訪問診療料（Ⅰ）2</td></tr>
<tr><td>併設の施設への訪問診療</td><td>■ 訪問診療料（Ⅱ）</td></tr>
<tr><td rowspan="4">その月の管理の点数</td><td></td><td>非在支診でも届出をして算定できる点数</td><td>在医総管３
施医総管３</td></tr>
<tr><td rowspan="6">患者状態や診療内容による点数</td><td>在支診（機能強化型でない）の点数</td><td>在医総管２
施医総管２
■ 在宅がん医療総合診療料２</td></tr>
<tr><td>無床の機能強化型在支診だけの点数</td><td>在医総管１ロ
施医総管１ロ
■ 在宅がん医療総合診療料１ロ</td></tr>
<tr><td>有床の機能強化型在支診だけの点数</td><td>在医総管１イ
施医総管１イ
■ 在宅がん医療総合診療料１イ</td></tr>
<tr><td rowspan="3"></td><td>専門職への指示書を出したとき</td><td>■ 訪問看護指示料
■ 在宅患者訪問点滴注射管理指導料
■ 介護職員等喀痰吸引等指示料</td></tr>
<tr><td>他機関との連携</td><td>■ 救急搬送診療料
■ 在宅患者連携指導料
■ 在宅患者緊急時カンファレンス料
■ 在宅がん患者緊急時医療情報連携指導料</td></tr>
<tr><td>自院の専門職が訪問</td><td>■ 在宅患者訪問看護・指導料
■ 同一建物居住者訪問看護・指導料１・２・３
■ 在宅患者訪問リハビリテーション指導管理料
■ 在宅患者訪問薬剤管理指導料
■ 在宅患者訪問栄養食事指導料
■ 在宅患者訪問褥瘡管理指導料</td></tr>
</table>

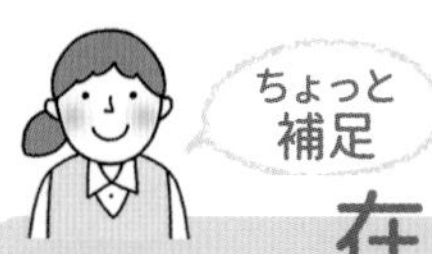

在支診が外来で算定できる点数

「C 在宅」以外でも、在支診であることが算定要件になっている点数があります。

C000 ～ C015 の点数は、Lesson1・01 などで説明のとおり、通院が困難な人だけです。通院ができる人には外来に来てもらうのですが、在支診であれば、外来診療でも、以下のような一般の診療所では算定できない点数を算定できます。

地域包括診療加算（再診料の加算）／ B001-2-9 地域包括診療料

高血圧症・糖尿病・脂質異常症・慢性心不全・慢性腎臓病（慢性維持透析を行なっていないもの）・認知症のうち 2 つ以上を有する患者が対象です。健康相談・予防接種相談や、診療体制、介護サービス提供体制などの施設基準を満たし（要届出）、規定の要件（療養指導や他医療機関との連携などいろいろあります）を満たした場合、いずれかの点数を算定できます。

認知症地域包括診療加算（再診料の加算）／ B001-2-10 認知症地域包括診療料

高血圧症・糖尿病・脂質異常症・慢性心不全・慢性腎臓病（慢性維持透析を行なっていないもの）・認知症のうち、認知症とその他の 1 疾患を有する患者が対象です。こちらも同様に、病名だけでなく、施設基準の届出と、規定された要件を満たすことで算定できる点数です。

機能強化加算（初診料の加算）

①機能強化型在支診である ②在支診で、かつ一定の実績を満たす ③地域包括診療加算 1 または地域包括診療料 1 の届出あり ④地域包括診療加算 2 または地域包括診療料 2 の届出あり、かつ一定の実績を満たす ⑤小児かかりつけ診療料の届出あり ―― のいずれかを満たし、常勤医が主治医意見書を作成などの要件を満たす医療機関のみが算定できる加算です。

かかりつけ医機能を有する医療機関として、健康相談や保健・福祉サービスや予防接種に関する相談、時間外の問い合わせに対応すること。それら提供内容について院内掲示とウェブサイトでも案内、持ち帰りできる用紙を作成して受付など見やすいところに設置することが求められます。

Lesson 4

往診料と訪問診療料を請求する

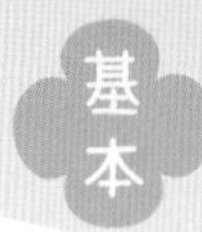

往診と訪問診療の違い

意味、基本診療料との関係、回数の考えかたを知ろう

C000 往診料／C001 在宅患者訪問診療料（Ⅰ）

POINT

- ✓ **往診は、患者から依頼があり、その求めに応じて出向く診療。**
- ✓ **訪問診療は、予定を立てて定期的に出向く診療。**
- ✓ **往診料には基本診療料を含まず（別に基本診療料を算定できる）、訪問診療料は基本診療料を含む。**

1 ― おもな相違点

C000 往診料と **C001 訪問診療料**のどちらも、**患者宅に出向くこと**に対する点数です。診療をすることへの点数（基本診療料）が 4 階建ての 1 階部分で、出向くことの点数は 2 階部分でしたね。

患者宅に出向いて診療を行なったら、そのつど、往診料か訪問診療料のどちらかを算定します。そして、いずれも施設基準や届出は必要ありません。では、出向いた診療を行なったときにどちらを算定するか、どう決まっているのでしょうか。

どんなときに算定するか、また、算定にあたっての決まりには、次のような違いがあります。

	往診料	訪問診療料
どんなときに算定するか	▪ 呼ばれて出向いたとき	▪ 訪問して診療する計画をあらかじめ立てていて、その計画のとおりに出向いたとき
基本診療料との関係	▪ 基本診療料をあわせて算定できる	▪ 訪問診療料に基本診療料が含まれる ▪ 初診のときは訪問診療料を算定できない
算定回数	▪ 1日に2回以上でも算定できる ▪ 週や月の上限もなし	▪ 1日1回だけ ▪ 原則、週3回まで ▪ 原則、往診の翌日の訪問診療は算定できない。ただし在支診は算定できる。
出向いた先の住所が同じ	▪ 同日に同一患家への往診では、2人目以降は往診料を算定しない	▪ 同日に同一患家への訪問診療では、2人目以降は訪問診療料でなく基本診療料を算定 ▪ 同一日の同一建物居住者への訪問診療では、1人目から訪問診療料2（213点か187点）を算定

2 — 意味の違い

往診とは、患者・家族等から「診察に来てほしい」と依頼があって、それを受けて出向いて診療することをいいます。それに対して**訪問診療**は、「毎月、第二・四週の何曜日に訪問する」のように、あらかじめ計画を立てて、定期的に出向いて診療することをいいます。

往診は急に状態が悪化したときなど臨時の診療であり、訪問診療は定期的に様子をみる意味合いのものという違いです。ですから、ふだん訪問診療をしている患者に急に高熱が出て臨時に往診が入る、といったように、一人の患者で往診も訪問診療も算定することはよくあります。

3 — 基本診療料との関係の違い

患者宅に出向いて診療を行なったら、そのつど、往診料か訪問診療料のどちらかを算定します。このふたつが、出向くことに対する点数であり、4 階建ての 2 階部分でしたね。

そして、往診料は 1 階部分（基本診療料）を含みませんが、訪問診療料は基本診療料が含まれています。そのため、訪問診療料の算定時は基本診療料を算定できません。往診料は初診料や再診料とともに算定し、時間加算や明細書発行体制等加算、外来感染対策向上加算、医療情報取得加算など、初・再診料につく加算もあわせて算定できます。

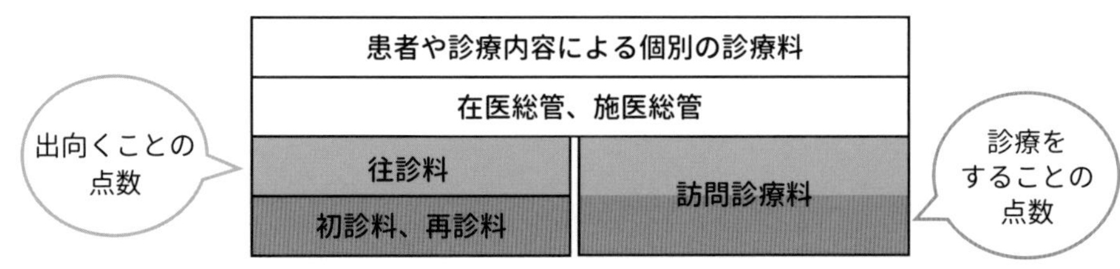

4 — 回数の違い

<u>訪問診療料の算定は 1 日単位</u>で、**<u>往診料は 1 回単位</u>**です。つまり、往診では、必要な理由があれば回数の制限はなく、同じ日に何回でも往診料を算定することができます。訪問診療は、その日に算定できるのは 1 回だけですし、原則**<u>週 3 回まで</u>**と、週の回数にも上限があります。往診の翌日に訪問診療に行くことも、原則として認められません。

往診の翌日の訪問診療は、在支診や在支病だけが算定できることになっています。

なお、同じ日に訪問診療料と往診料を算定することは認められています。訪問診療料と往診料を同日に算定できるのは、訪問診療の後に患者の急変があり往診を行なった場合です。

5 — 出向いた先の住所が同じ場合の考えかた

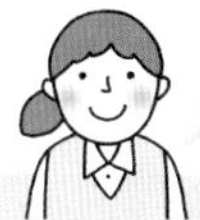

同一患家への往診や訪問診療も最近多くなっています。ご夫婦やご兄弟で一緒に住んでおられて、どちらも在宅で療養されているようなケースです。

往診も訪問診療も、「出向くこと」に対する点数ですので、他に出向いた先との関係で、出向く行為が生じなかったと考えられたり、負担が小さいと考えられる場合は、算定できない、ないし、算定点数が低くなるという決まりになっています。

◆ 出向く行為がないと考えられる場合

たとえば、同じ家に住んでおられるご家族の場合です。同じ日の往診（または訪問診療）であれば、1人目の診療のためにいったん患者宅に出向いたら、いちど診療所に帰ったりせずに、そのまま2人目の患者の診療を行なえますよね。「出向く」行為は1回だけですむので、2人目の往診料（または訪問診療料）はありません。

このような、同じ家に住むご家族のなかに2人以上在宅医療の対象患者がいるような例を、**同一患家**（かんか）といいます。ご自宅（一戸建ても集合住宅も）だとわかりやすいですが、老人ホーム等の施設でもご夫婦で1室に入居されているような場合は同一患家ですし、居住空間が世帯ごとに分かれていないような施設では、建物まるごとが同一患家とみなされます。「玄関が同じであれば同一患家」と考えるとよいでしょう。

◆ 訪問の計画をうまく立てれば、「出向く」行為の負担が小さいと考えられる場合

マンションやアパートなどの集合住宅や、老人ホームなどの施設では、訪問診療対象患者が何人か同じ建物に住んでおられたら、同じ日に訪問の予定を立てられ、移動に費やす時間や負担がかなり小さくなりそうです。

このような、同じ建物に住んでいる訪問診療対象の患者を、**同一建物居住者**といいます。同じ日に2人以上同一建物居住者へ訪問診療をした場合は、算定する点数が低くなります。

同一患家、同一建物居住者については、Lesson4・08でも説明します。

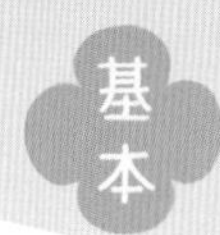

往診料の請求

加算がないときの往診料を算定できるようになろう

C001 往診料

POINT

- ✓ **往診の依頼があったか。**
- ✓ **往診の必要性があると医師が判断したか。**
- ✓ **同じ日に、同一患家の患者に往診していないか。**

1 — この点数の意味

患者・家族等から電話などで依頼があり、その求めに応じて診療に出向いたことに対する点数です。

患者への説明

この点数何？

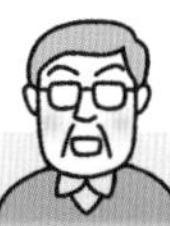

って聞かれたら

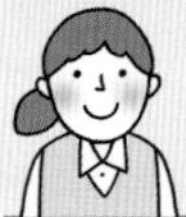

今回ご連絡をいただいて、(いつもの訪問診療とは別に)診療のためにお家まで伺ったことの点数です。

Lesson4・01のとおり、「往診」とは、患者・家族の要請を受けて、医師が診療に出向くことに対する点数です。ふだん訪問診療をしている患者へ往診した場合であれば、「いつもは『訪問診療料』と書かれているのに？　往診料っていうのと、再診料っていうのも増えた？」と疑問に思われることもありえます。わかりやすく説明しましょう。

2 — 算定要件

対象	在宅で療養を行なっている ▶説明1 患者または家族等から往診の求めがあり、診療の必要性があると医師が判断し、患者宅に出向いて診療を行なった場合
1回の点数	720点
回数	上限なし（必要性があれば、日に何回でも算定できる）

説明 1

往診の対象は、Lesson1・01のとおり、①自分1人での通院が困難 ②直線距離で16km以内 ③自宅（一戸建て、集合住宅含む）や居住系施設（老人ホーム等）で療養を行なっている患者です。

3 — 算定のポイント

✓ 同じ日に、同一患家の患者2人以上に往診を行なった場合、1人目は往診料＋基本診療料（＋その他提供内容に応じた診療料）を算定、2人目以降は基本診療料（＋その他提供内容に応じた診療料）を算定します。

✓ 往診では、同じ住所への往診の場合でも、同一患家かどうかだけが算定に関係します。同一建物居住者への同じ日の往診であっても、同一患家でなければそれぞれで往診料を算定できます。

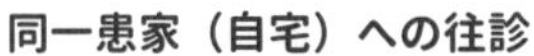

同一患家に１人

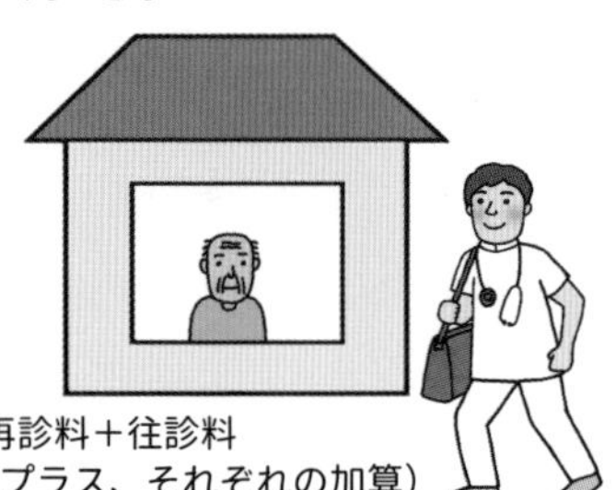

再診料＋往診料
（プラス、それぞれの加算）

同一患家に２人

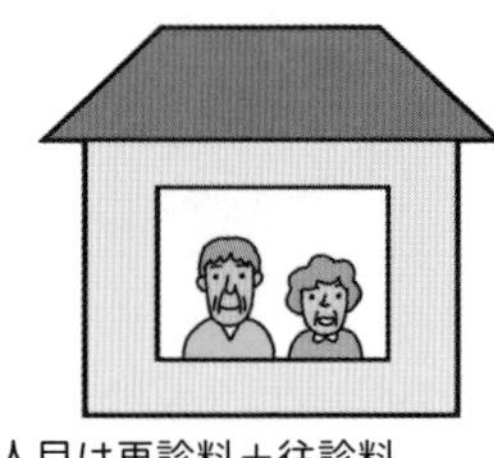

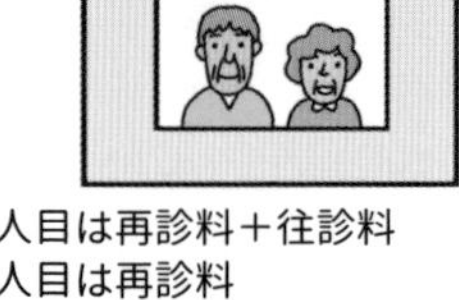

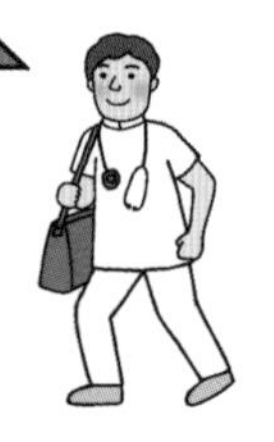

１人目は再診料＋往診料
２人目は再診料
（プラス、それぞれの加算）

同一患家（玄関がひとつの施設）への往診

同一患家に１人

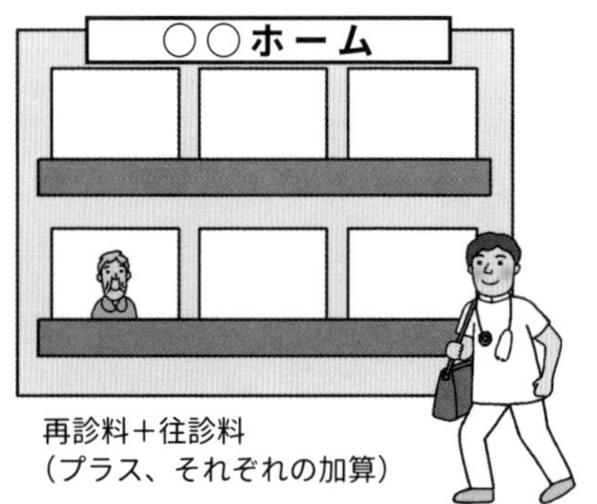

再診料＋往診料
（プラス、それぞれの加算）

同一患家に２人

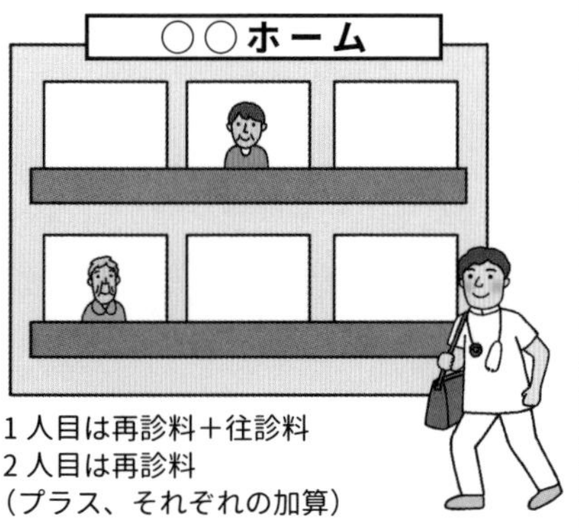

１人目は再診料＋往診料
２人目は再診料
（プラス、それぞれの加算）

同一建物（集合住宅）への往診

同一建物に１人

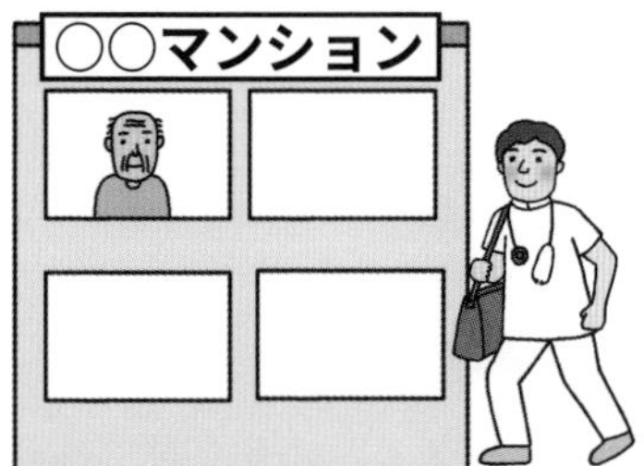

再診料＋往診料
（プラス、それぞれの加算）

同一建物に２人

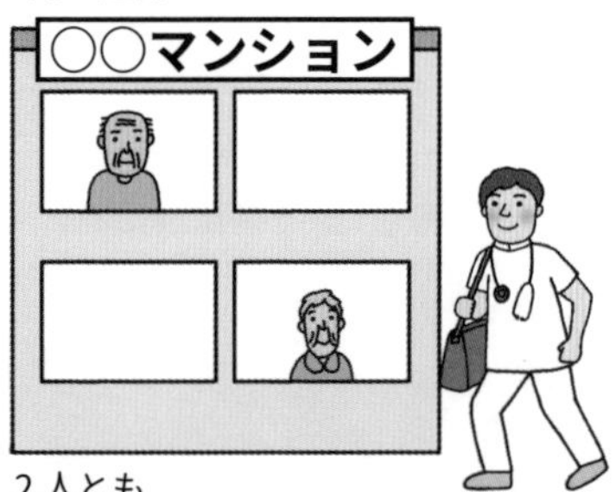

２人とも
再診料＋往診料
（プラス、それぞれの加算）

4 ― 算定例

◆ 同一患家の1人目

再診料　（＋ 再診料の加算）　＋　往診料　＋　往診料の加算

往診料算定のときは、基本診療料とその加算を忘れずに。往診料につく加算は、次のLesson4・03で説明します。

◆ 同一患家の2人目以降

再診料　（＋ 再診料の加算）（　＋　往診料の診療時間加算）

同一患家の2人目以降は、往診料は算定できませんが、60分以上かかった場合の診療時間加算 ▶ Lesson4・03 は算定できます。

5 ― 同時に算定できないもの

往診料を算定するときは、以下の点数を算定できません。

併算定不可		
	■ 訪問診療料 ■ 退院時共同指導料1 ■ 訪問看護・指導料 ■ 訪問リハビリ指導管理料 ■ 訪問薬剤管理指導料 ■ 訪問栄養食事指導料	■ 地域包括診療料 ■ 認知症地域包括診療料 ■ 精神科訪問看護・指導料 ■ 開放型病院共同指導料

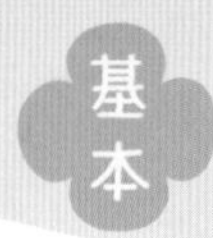

往診料の加算

時間帯、長さ、看取り期の加算を算定できるようになろう

C000 往診料 注 1、2、3

POINT

- ✓ **往診した時間が夜や休日だと加算がある。**
- ✓ **往診料の加算と、再診料の加算を同時に算定できる。**
- ✓ **1時間以上診療にかかった場合に加算がある。**
- ✓ **看取り期の加算がある。**
- ✓ **届出している診療所は加算の点数が高い。**

往診料の加算には、①往診した時間帯による加算 ②診療にかかった時間による加算 ③死亡診断加算、看取り加算、在宅ターミナルケア加算 ―― などがあります。

これらの加算は、**施設基準** ▶Lesson3・03~05 **によって点数が異なります**。ですから、まずご自分の職場がどの種類の診療所なのかを知っていることが必要です。

説明 1

「**夜間**」とは、18時から翌朝8時まで。「**深夜**」は、22時から翌朝6時までをいいます。ただし標榜診療時間内であればこれら加算は算定できません。

「**休日**」とは、日曜・祝日・年末年始（12/29 ～ 1/3）を指します。診療所で定めた休診日はこれにあたりません。また、たとえば日曜を診療日としている診療所では、日曜は「休日」にはあたりません。

ここまでは再診料等と同じです。往診料には、診療時間外の加算はありません。

1 ― 往診した時間帯による加算

往診料では、**夜間・休日** ▶説明1 、**深夜** ▶説明1 、**緊急時** ▶説明2 の加算があります。

往診料の加算（夜間・休日、深夜、緊急時）

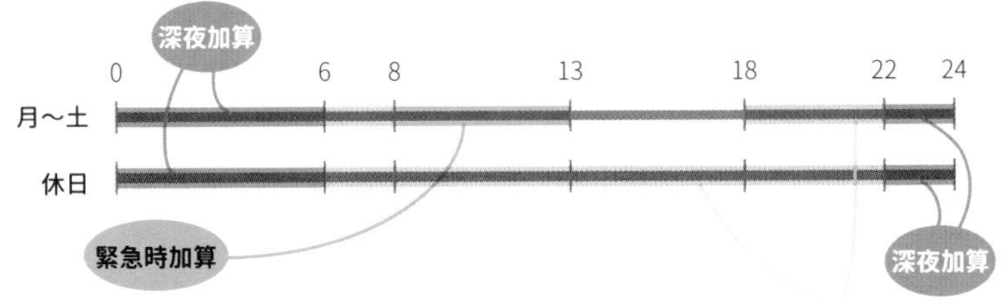

「緊急時」の対象になる時間は**診療時間内の 8 〜 13 時**ですので、
たとえば標榜診療時間が 10 〜 17 時なら
「緊急時」は 10 〜 13 時です。

夜間・休日加算

この範囲であっても、診療所が標榜している**診療時間内は**
「夜間」「休日」にはあたりません。
診療時間内であれば、たとえば 18 時をすぎても夜間加算を算定できません。
日曜が診療日なら日曜日に休日加算はできません。

診療時間が　月〜土の 10 〜 14 時、17 〜 20 時　なら

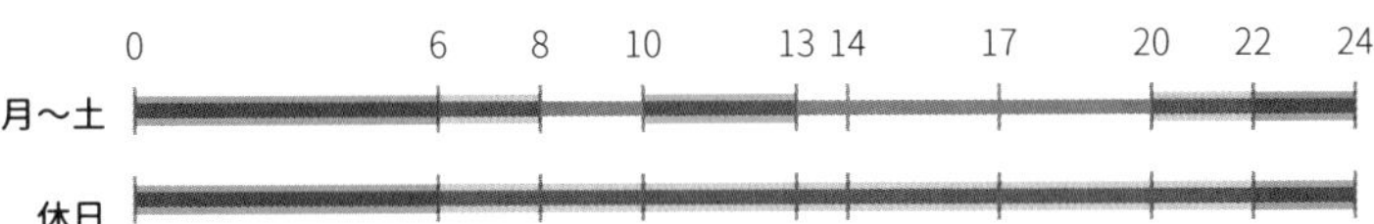

夜間・休日加算は、月〜土の 6 〜 8 時と 20 〜 22 時
深夜加算は、上と同じく月〜土・休日とも 22 時から翌朝 6 時
緊急時加算は 10 〜 13 時
となります。

説明　2

「**緊急時**」の加算対象は、往診した時間と、患者状態が限定されています。

時間は、標榜している診療時間内で、おおむね 8 時から 13 時の間とされています。

患者の状態については、「往診の結果、急性心筋梗塞、脳血管障害、急性腹症等（15 歳未満と小児慢性特定疾病の公費対象の 20 歳未満は、低体温、けいれん、意識障害、急性呼吸不全等も）が予想される場合」および「医学的に終末期と考えられる患者（新規の患者は該当しない）」です。

◆ 加算の点数

		夜間・休日	深夜	緊急時
在支診ではない診療所		650 点	1,300 点	325 点
在支診（施設基準によって加算もあり）▶ p.75 補足		1,300 点	2,300 点	650 点
機能強化型在支診（施設基準によって加算もあり）▶ p.75 補足	病床なし	1,500 点	2,500 点	750 点
	病床あり	1,700 点	2,700 点	850 点

これらの加算の際には、カルテとレセプトに、往診した時間を記載することが必要です。カルテには、加算の有無にかかわらず、ふだんから往診した時間を記載することがおすすめです。

夜間・休日、深夜の加算

夜間・休日、深夜の往診によって上記点数を算定するには、以下①～④のいずれかを満たしていることが必要です。在宅医療を担っている通常の診療所であれば該当する要件です。

①往診を行なう保険医療機関において過去 60 日以内に在宅患者訪問診療料等を算定している患者
②往診を行なう保険医療機関と連携体制を構築している他の保険医療機関において、過去 60 日以内に在宅患者訪問診療料等を算定している患者
③往診を行なう保険医療機関の外来において継続的に診療を受けている患者
④往診を行なう保険医療機関と平時からの連携体制を構築している介護保険施設等に入所する患者

もし①～④をいずれも満たさずに夜間・休日、深夜にあたる時間に往診を行なうと、夜間休日 405 点、深夜 485 点と、加算点数が低くなります（緊急往診加算は 325 点）。

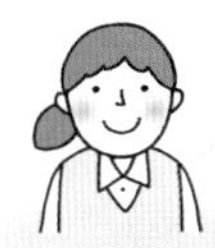

ちょっと
補足

実績加算と緩和ケア充実加算

機能強化型でない在支診で、実績加算の施設基準 ▶Lesson3・04 を満たす場合（要届出）、夜間・休日、深夜、緊急時の各加算に、さらに加算があります。診療実績加算 1 ではそれぞれ 75 点、診療実績加算 2 ではそれぞれ 50 点の上乗せです。

機能強化型在支診でも同様に、緩和ケア充実診療所の施設基準 ▶Lesson3・05 を満たす場合（要届出）、夜間・休日、深夜、緊急時の各加算に、さらにそれぞれ 100 点加算になります。

◆ 再診料の加算との関係

これら往診料の加算を算定する場合でも、初・再診料の時間外等加算を同時に算定可能です。

外来診療のおさらい

初診料・再診料の加算（時間外、休日、深夜、夜間・早朝等の加算）

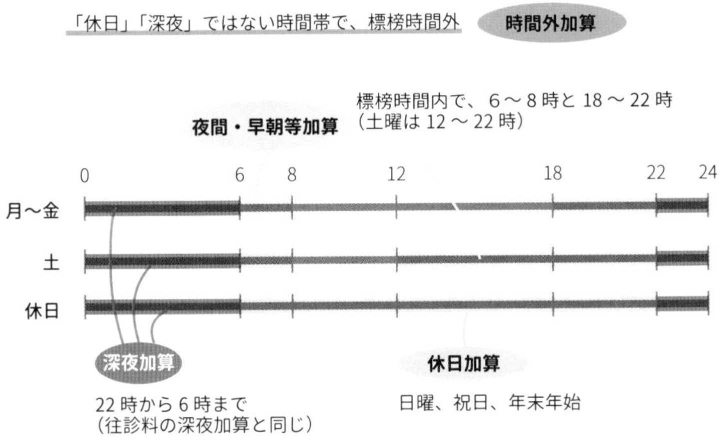

「休日」「深夜」ではない時間帯で、標榜時間外　時間外加算

夜間・早朝等加算　標榜時間内で、6～8 時と 18～22 時（土曜は 12～22 時）

0 6 8 12 18 22 24

月～金

土

休日

深夜加算　22 時から 6 時まで（往診料の深夜加算と同じ）

休日加算　日曜、祝日、年末年始

2 ― 患家診療時間加算

往診での診療にかかった時間が1時間を超えると、30分ごとに加算を算定できます。

対象	往診での診療時間が1時間を超えた場合
点数	超えた時間が30分ごと、および30分に満たない端数あたりに100点

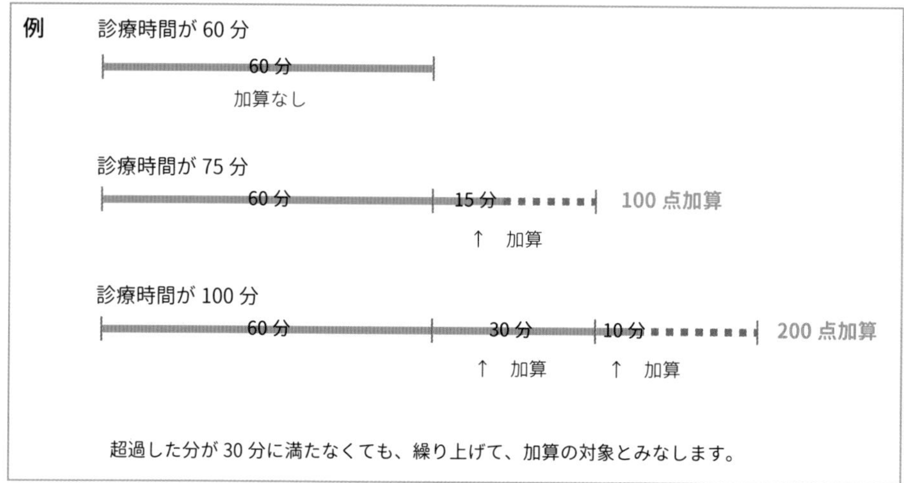

- ✓ レセプト摘要欄に、診療時間を記載します。その時間を要した理由も書いておくことがおすすめです。
- ✓ 同一患家の2人目以降では往診料を算定しません ▶Lesson4・01 が、2人目以降の往診であっても、診療にかかった時間が60分を超えた場合は診療時間加算を算定できます。この場合レセプト摘要欄に、診療時間に加え、「同一患家2人目以降の往診」である旨も記載します。
- ✓ 実際に診療にかかった時間だけが対象です。交通機関の都合などのように、診療の必要性ではない事情のために患家に滞在していた時間があっても、その時間を診療時間とはみなしません。

3 — 死亡診断加算

在宅で死亡した患者に対して、当日に往診に行き、死亡診断をした場合の加算です。

対象	在宅療養中の患者死亡日に往診し、死亡診断をした場合
点数	200 点

✓ 訪問診療料の死亡診断加算 ▶ Lesson4・04 と併算定できません（どちらか一方だけ算定）。

✓ 往診料の看取り加算 ▶次項・訪問診療料の看取り加算 ▶ Lesson4・04 を算定する場合は、死亡診断加算は算定できません。

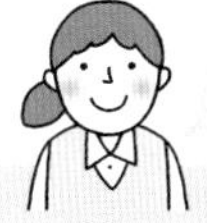

ちょっと補足

「死亡日に往診」と規定されていますが、たとえば、夜間に家族から連絡があり、0 時を過ぎてから往診。死亡診断の結果、前日の 23 時に死亡されていたと判断された。このような場合でも算定できます。訪問診療料の死亡診断加算でも同様です。

4 — 看取り加算

事前に十分な説明を行ない、死亡日前の 14 日以内に退院時共同指導料 1 を算定した患者が対象です。死亡日当日に往診し、看取りを実施した場合の加算です。

対象	■ 事前に説明を行なって同意を得ている ■ 死亡日前の 14 日以内に退院時共同指導料 1 を算定している ■ 死亡当日に往診し、在宅で看取りを行なった
点数	3,000 点

✓ 往診料の死亡診断加算 ▶前項・訪問診療料の死亡診断加算 ▶ Lesson4・07 とは、併算定できません。

✓ 往診料の在宅ターミナルケア加算 ▶次項・訪問診療料の在宅ターミナルケア加算 ▶ Lesson4・07 と、併算定できます。

5 — 在宅ターミナルケア加算

在宅で死亡した患者のうち、事前に十分な説明を行ない、死亡 14 日前から死亡当日の間に退院時共同指導料 1 を算定し、往診を提供した患者が対象です。

対象	■ 在宅で死亡した患者（往診後 24 時間以内に在宅以外で死亡した患者も含む） ■ 事前に説明を行なって同意を得ている ■ 死亡日 14 日前～死亡当日の 15 日のうち、退院時共同指導料 1 を算定したうえで往診を行なった				
点数	施設基準＼訪問先		自宅	施設	併設の施設
	在支診ではない診療所		イ　3,500 点	ロ　3,500 点	3,200 点
	在支診		イ　4,500 点	ロ　4,500 点	4,200 点
	機能強化型在支診	病床なし	イ　5,500 点	ロ　5,500 点	5,200 点
		病床あり	イ　6,500 点	ロ　6,500 点	6,200 点

✓ 往診料・訪問診療料の、死亡診断加算・看取り加算と併算定できます。

前項の看取り加算も在宅ターミナルケア加算も、患者自己負担が大幅に上がることに配慮が必要です。看取り加算は 3,000 点ですから、患者自己負担額は 3 割負担だと 9,000 円にもなります。事前の説明の際に、費用についても必ずお伝えし、あらかじめ理解をいただきましょう。

在宅ターミナルケア加算には、在支診の施設基準によってさらに加算があります。機能強化型でない在支診では実質加算 1 で 750 点、実質加算 2 で 500 点、機能強化型の緩和ケア充実施設は 1,000 点の加算です。

Lesson 4・04

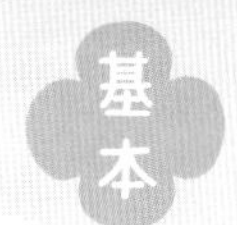

訪問診療料の請求

加算がないときの訪問診療料を算定できるようになろう

C001　1 在宅患者訪問診療料（Ⅰ）1

POINT

- ✓ **訪問診療計画について説明し、同意書をもらってカルテに添付する。**
- ✓ **訪問診療の開始時間・終了時間を記載する。**
- ✓ **その日に訪問診療する同一建物居住者が他にいるか？**

1 ― この点数の意味

定期的・計画的な在宅医療のために、患者宅に訪問し、診療を行なうことに対する点数です。

患者への説明

この点数何？

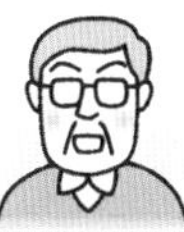

って聞かれたら

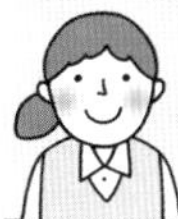

在宅医療の計画を立てたうえで、今日訪問して診療をさせていただいたことに対する点数です。

Lesson4・01 のとおり、「訪問診療」とは、予定を立てて在宅での診療を行なうことに対する点数です。あらかじめ予定を立てたうえでの計画的な訪問であること、基本診療料も含まれていることが、往診と違うポイントです。

2 — 算定要件

まず、一般の診療所が主治医として訪問診療をする場合の点数である**在宅患者訪問診療料（Ⅰ）1**について説明します。

在宅患者訪問診療料（Ⅰ）1	
要件	■ 主治医として訪問診療を行なった ■ 診療所と併設されている施設への訪問診療ではない ■ 訪問診療について、患者または家族の署名付きの同意書を得ている
1回の点数	■ 同一建物居住者以外 888点 ■ 同一建物居住者 ▶説明1 213点
回数	週に3回を限度に1日1回（特例あり）▶補足

説明 1

「同一建物居住者」は、建築基準法で一つとみなされる建物内に住んでいる人どうしをいいます。同じ集合住宅（マンションなど）、同じ老人ホーム、同じグループホームの居住者は、「同一建物居住者」の扱いになります。

同一建物居住者でややこしいのは、除外特例があり、同一建物に住んでいる人でも数に数えない場合があることです。さらに、診療日の時点ではカウントするはずだったのが、後からノーカウントになる場合もあります。これについてはLesson4・07で説明します。

◆ カルテ記載

✓ 患者または家族の同意書を添付

✓ 訪問診療の計画および診療内容の要点を記載

✓ 診療の開始時間と終了時間

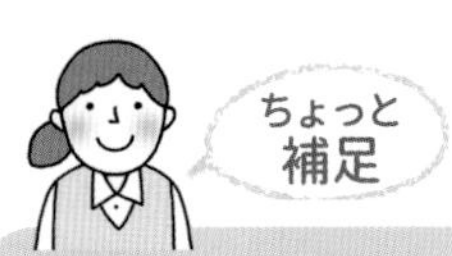

訪問回数の特例

▷「厚生労働大臣が定める疾病等」▶補足 に該当する患者 ▷診療にもとづき、急な状態の悪化などのために一時的に週4回以上の訪問が必要と医師が判断した場合 —— は、月1回、14日以内に限って、週4回目以降も算定ができます。

3 — 訪問診療料算定のポイント

✓ 訪問診療料は、初診時は算定できません。前もって予定を立てて訪問に行った場合であっても、初診時は初診料＋往診料で算定しなければなりません。

✓ 原則として、往診料を算定した翌日は、訪問診療料を算定できません（在支診は算定できます）。

✓ そのため、訪問診療料を算定する月またはその前月に往診料を算定している場合は、訪問診療をした日付をレセプト摘要欄に記載します。

✓ その月に訪問診療料を算定している患者でも、予定の診療以外に、患者に呼ばれて出向いた診療であれば、往診とみなします。つまり訪問診療料は算定できず、「再診料（＋外来管理加算など加算）＋往診料」で算定します。そして、往診の必要性について摘要欄に記載が必要です。

✓ 同一患家への訪問診療の場合、訪問診療料を算定できるのは1人だけで、2人目からは基本診療料を算定します。この場合、1人目の訪問診療料は、「同一建物居住者以外」の888点のほうを算定します。同一患家については、Lesson4・08も参照してください。

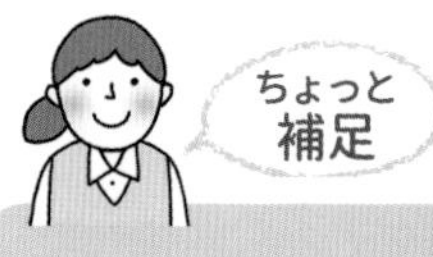

厚生労働大臣が定める疾病等

訪問診療料は、原則は週に3回までしか算定できませんが、「厚生労働大臣が定める疾病等」に該当する場合は、週4回以上の訪問診療が認められます。

「厚生労働大臣が定める疾病等」（特掲診療料の施設基準等別表第7）	
■ 末期の悪性腫瘍	■ プリオン病
■ 多発性硬化症	■ 亜急性硬化性全脳炎
■ 重症筋無力症	■ ライソゾーム病
■ スモン	■ 副腎白質ジストロフィ
■ 筋萎縮性側索硬化症	■ 脊髄性筋萎縮症
■ 脊髄小脳変性症	■ 球脊髄性筋萎縮症
■ ハンチントン病	■ 慢性炎症性脱髄性多発神経炎
■ 進行性筋ジストロフィ症	■ 後天性免疫不全症候群
■ パーキンソン病関連疾患：進行性核上性麻痺、大脳皮質基底核変性症、パーキンソン病（規定あり）	■ 頸髄損傷
■ 多系統萎縮症：線条体黒質変性症、オリーブ橋小脳萎縮症、シャイ・ドレーガー症候群	■ 人工呼吸器を使用している

訪問診療の回数上限の他にも、▷介護保険の対象者でも、医療保険での訪問看護ができる ▷主治医から依頼を受けて訪問診療をする場合、6か月を超えても算定できる —— などの特例があります。

参考

特殊な場合の訪問診療料（1）

主治医から依頼を受けた訪問

C001　2 在宅患者訪問診療料（Ⅰ）2

1 ― 主治医から依頼を受けて訪問診療をする場合

基本的には、1 人の患者に対して訪問診療料を算定できるのは、1 医療機関だけです。

しかし、たとえば内科の診療所から訪問診療に行っている患者の褥瘡が悪化してしまい、皮膚科医による訪問診療も必要な状況になった。このような場合は、**在宅患者訪問診療料（Ⅰ）2** を算定することができます。ただし、もともと訪問診療している主治医が、在医総管または施医総管を算定している場合に限られます。

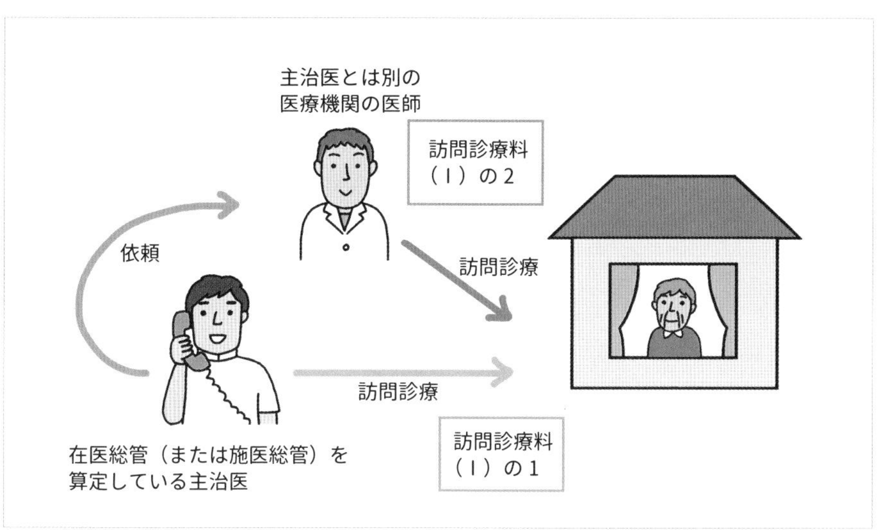

2 ― 算定要件

在宅患者訪問診療料（Ⅰ）2	
要件	■ 該当の患者について在医総管または施医総管を算定している主治医からの依頼を受けて、訪問診療を行なっている ■ 診療所と併設されている施設への訪問診療ではない ■ 訪問診療について、患者または家族の同意書（署名入）を得ている
1回の点数	同一建物居住者以外 884 点 同一建物居住者 187 点
回数、期間	週に 3 回を限度に 1 日 1 回（特例あり ▶Lesson4・04）、かつ、訪問診療を始めた月から数えて 6 か月まで（特例あり ▶次ページ）

3 ― 在宅患者訪問診療料（Ⅰ）1との違い

Lesson4・04 の在宅患者訪問診療料（Ⅰ）1とは、▷依頼元の主治医が在医総管または施医総管を算定しているという要件 ▷点数が 4 ～ 26 点少ない ▷訪問診療開始の月から数えて 6 か月が上限 ▷主治医からの依頼の理由となった傷病名を記載 ―― といった点が違います。

同意書（署名をもらう）のカルテ添付が必要であること、回数の規定など、基本的な要件は同様です。

◆ 在宅患者訪問診療料（Ⅰ）の 1 と 2 の違い

	在宅患者訪問診療料（Ⅰ）1	在宅患者訪問診療料（Ⅰ）2
算定する立場	■ 主治医	■ 在医総管または施医総管を算定している主治医からの依頼を受けた医師
点数	888 点、213 点	884 点、187 点
期限の上限	なし	あり（原則 6 か月）

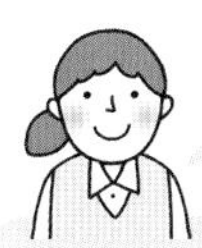

ちょっと補足

6か月を越えて算定できる場合

在宅患者訪問診療料（Ｉ）２を算定できるのは、原則は６か月までです。しかし、例外的に以下の場合には、６か月を越えても算定できます。

1.「厚生労働大臣が定める疾病等」（別表第７）▶ Lesson4・04**の患者**

別表第７の患者は、６か月の制限がありません。これに該当して６か月を超えて算定する場合は、摘要欄コメントコードで、該当の傷病・状態を入力します。

2．主治医が診療状況を把握したうえで、診療の求めをした場合

下の条件が揃う場合、６か月を越えて算定可能です。

- 患者の同意を得ている
- 訪問診療をしている医師と主治医とで情報共有し、主治医が診療状況を把握している
- その診療科の医師でなければ困難な診療、またはすでに診療した傷病や関連疾患とは明らかに異なる傷病に対する診療の求めが、新たにあった

２の場合、レセプト摘要欄に、継続的な訪問診療の必要性についてコメントコードで選択して入力します。

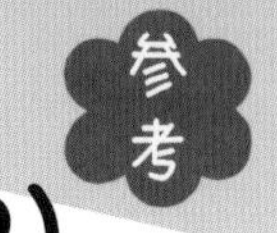

特殊な場合の訪問診療料（2）

診療所の併設施設への訪問

C001-2 在宅患者訪問診療料（Ⅱ）

下のイラストのように、老人ホーム等に併設されている診療所で、その入居者に訪問診療を行なった場合、**在宅患者訪問診療料（Ⅱ）**を算定します。

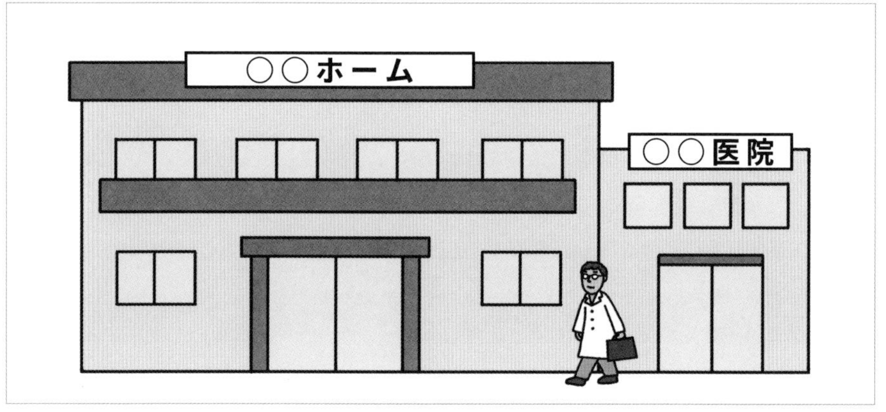

当院が主治医か（イ）、他に主治医がいるか（ロ）で、算定する項目が違いますが、点数は同じです。いずれも、主治医は在医総管等の算定基準 ▶ Lesson5・01 を満たしている必要があります。

在宅患者訪問診療料（Ⅱ）イ …… 主治医として併設の施設入居者に訪問診療	
要件	■ 診療所と併設されている老人ホーム等の入居者に訪問診療を行なった ■ 訪問診療について、患者または家族の署名付きの同意書を得ている ■ 在医総管または施医総管の算定基準を満たしている
1回の点数	150点
回数	週に3回を限度に1日1回（特例あり ▶Lesson4・04）

在宅患者訪問診療料（Ⅱ）ロ …… 併設の施設入居者に別の主治医がいて、主治医から依頼された場合	
要件	■ 診療所と併設されている老人ホーム等の入居者に訪問診療を行なった ■ 訪問診療について、患者または家族の署名付きの同意書を得ている ■ 在医総管または施医総管を算定している他の医療機関からの依頼
1回の点数	150点
回数	週に3回を限度に1日1回（特例あり ▶Lesson4・04）

在宅患者訪問診療料（Ⅱ）は、併設の施設へ訪問診療した場合だけの点数です。施設に併設されている診療所であっても、併設老人ホーム等の入居者以外に訪問診療をした場合は、在宅患者訪問診療料（Ⅰ）を算定できます。

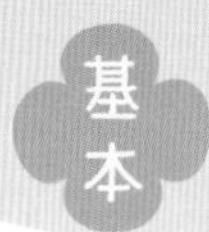

訪問診療料の加算

6歳未満、長さ、死亡時の加算を算定できるようになろう

C001 在宅患者訪問診療料（Ⅰ）注 5、6、7、8

POINT

- ✓ **訪問した時間帯による加算はない。**
- ✓ **6 歳未満では加算がある。**
- ✓ **1 時間以上診療にかかった場合に加算がある。**
- ✓ **死亡診断加算、看取り加算、在宅ターミナルケア加算があり、死亡診断加算は看取り加算と併算定できない。**
- ✓ **届出している診療所は加算額が高い。**

訪問診療料の加算は、往診料の加算と同様のものが一部あり、往診料とは違う部分もあります。訪問診療料の加算も、Lesson3 の施設基準によって点数が異なります。

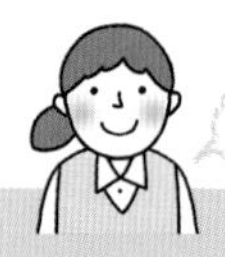

訪問診療料の加算ではありませんが、施設基準の届出をしている診療所では、外来・在宅ベースアップ評価料も、訪問診療時にあわせて算定します。

1 ― 訪問した時間帯による加算がない

往診では再診料の時間外等加算もつきますし、往診料につく夜間・休日、深夜、緊急時の加算もありました。一方、訪問診療では再診料も算定しませんし、前もって計画を立てての訪問ですので、時間外等の加算は設定されていません。

2 — 6歳未満では加算がある

患者が6歳未満のお子さんの場合、訪問診療のつど乳幼児加算を算定できます。

対象	▪ 在宅患者訪問診療料を算定している。((Ⅰ) でも (Ⅱ) でも) ▪ 訪問診療の対象が、6歳未満の子どもの場合。
点数	1回400点 (1日に1回まで)

3 — 初診料・再診料と同様の加算がある

訪問診療料を算定するときは初診料・再診料を算定できませんので、初診料・再診料の加算も算定できません。そこで、初診料・再診料の加算である医療情報活用加算と同様に、訪問診療料では在宅医療DX情報活用加算が設定されています。

対象	▪ 在宅患者訪問診療料を算定している。((Ⅰ) でも (Ⅱ) でも) ▪ オンライン資格確認で情報取得した。
点数	1回10点 (月1回)

4 — 患家診療時間加算

往診料の場合と同様に、1時間を超えると、30分ごとに加算を算定します。

対象	▪ 在宅患者訪問診療料を算定している。((Ⅰ) でも (Ⅱ) でも) ▪ 訪問診療での診療時間が1時間を超えた場合。
点数	超えた時間が30分ごとに100点

✓ 摘要欄に、診療時間をコメントコードで入力します。そして、その時間を要した理由も書いておくことがおすすめです。

5 ― 死亡診断加算

主治医として、在宅患者の死亡当日に訪問診療に行き、死亡診断をした場合の加算です。

対象	■ 在宅患者訪問診療料（Ⅰ）1、または（Ⅱ）イを算定している。（つまり主治医として算定している） ■ 在宅療養中の患者死亡日に訪問診療し、死亡診断をした場合。
点数	200点

✓ 看取り加算を算定する場合は、死亡診断加算は算定できません。

✓ 往診料の死亡診断加算 ▶ Lesson4・03 とは併算定できません。

6 ― 看取り加算

訪問診療を行なっている患者であり、事前に十分な説明を行ない、死亡日当日に往診または訪問診療を行なって、看取りを実施した場合の加算です。

往診料の看取り加算・在宅ターミナルケア加算と同様に、患者自己負担額が高額になりますので、事前の説明の際に費用についても必ずお伝えし、あらかじめ理解をいただきましょう。看取り加算では同意書取得が規定されてはいませんが、事前説明をどのように実施したか、同意を得られたかの記録のためにも、同意書として残しておくことをおすすめします。

対象	■ 在宅患者訪問診療料（Ⅰ）1、または（Ⅱ）イを算定している。（つまり主治医として算定している） ■ 事前に説明を行なって同意を得ている。 ■ 死亡当日に訪問診療または往診を行ない、在宅で看取りを行なった。
点数	3,000点

✓ 往診料の死亡診断加算・訪問診療料の死亡診断加算とは併算定できません。

✓ 往診料・訪問診療料の在宅ターミナルケア加算とは、併算定できます。

7 — 在宅ターミナルケア加算

往診料への加算と同じく在宅患者の死亡日の 14 日前から死亡当日の間に退院時共同指導料 1 を算定している、あるいは死亡日の 14 日前から死亡当日の間に 2 回、主治医として往診または訪問診療に行っていた場合に算定できる加算です。

<table>
<tr><td>対象</td><td colspan="5">■ 在宅患者訪問診療料（Ⅰ）1 か（Ⅱ）イを算定している。（つまり主治医として算定している）
■ 在宅で死亡した患者（往診または訪問診療後から 24 時間以内に在宅以外で死亡した患者も含む）の死亡日 14 日前〜死亡当日の 15 日の間に退院時共同指導料 1 を算定している、あるいは 2 回往診または訪問診療に行った。</td></tr>
<tr><td rowspan="5">点数</td><td colspan="2">訪問先
施設基準</td><td>自宅</td><td>施設</td><td>併設の施設</td></tr>
<tr><td colspan="2">在支診ではない診療所</td><td>イ　3,500 点</td><td>ロ　3,500 点</td><td>3,200 点</td></tr>
<tr><td colspan="2">在支診</td><td>イ　4,500 点</td><td>ロ　4,500 点</td><td>4,200 点</td></tr>
<tr><td rowspan="2">機能強化型在支診</td><td>病床なし</td><td>イ　5,500 点</td><td>ロ　5,500 点</td><td>5,200 点</td></tr>
<tr><td>病床あり</td><td>イ　6,500 点</td><td>ロ　6,500 点</td><td>6,200 点</td></tr>
</table>

✓ 往診料・訪問診療料の死亡診断加算、往診料・訪問診療料の看取り加算と、併算定できます。

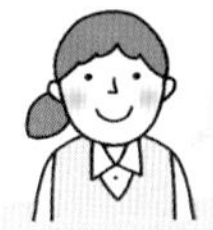

ちょっと補足

在宅ターミナル加算への加算

往診料と同様に、訪問診療料の在宅ターミナルケア加算にも、さらに在支診の施設基準による加算があります。

また、往診料と同様の施設基準の加算とは別に、訪問診療料の在宅ターミナルケア加算には、酸素療法加算が設定されています。がんと診断されている患者で、死亡月に在宅酸素療法（HOT）を行なった場合に、在宅ターミナル加算に、さらに 2,000 点の加算があります。

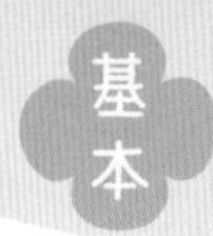

同一建物居住者と同一患家

考えかたと関係する点数を整理しよう

C000 往診料／C001 在宅患者訪問診療料（Ⅰ）

POINT

- ✓ **同一患家とは、同じ家に住む人。2人目からは往診料も訪問診療料も算定できない。**
- ✓ **同一建物居住者は、同じ建物に住むが、違う世帯。往診料には影響しない。訪問診療料は、同じ日に同一建物に訪問すると、その日にその建物に訪問した全員の算定点数が低くなる。**

Lesson4・01から何度か登場している言葉ですが、ここでいちど整理しておきましょう。

1 — 同一患家

説明 1

「同一患家」は「どういつかんか」と読みます。

同一患家▶説明1とは、ひとつの住まいに同居している人、同一世帯の構成メンバーです。

一戸建てや、マンションの一住戸に、ひと家族のような例だとわかりやすいと思います。

老人ホームやグループホーム等、高齢者施設なら、ひとつの建物の居住者全員を同一患家とみなすことも多いです。部屋ごとにきっちりと区切られていて別々の世帯とみなすこともありますが、Lesson4・01でも説明したように、「玄関が同じなら同一患家」と考えておくとわかりやすいと思います。

事務スタッフが訪問診療に同行しない場合は、訪問先の様子を自分で見ることができません。訪問する医師や看護師に、住まいについても何が算定に関係するのかを伝えて、よく見てきてもらうようにしましょう。

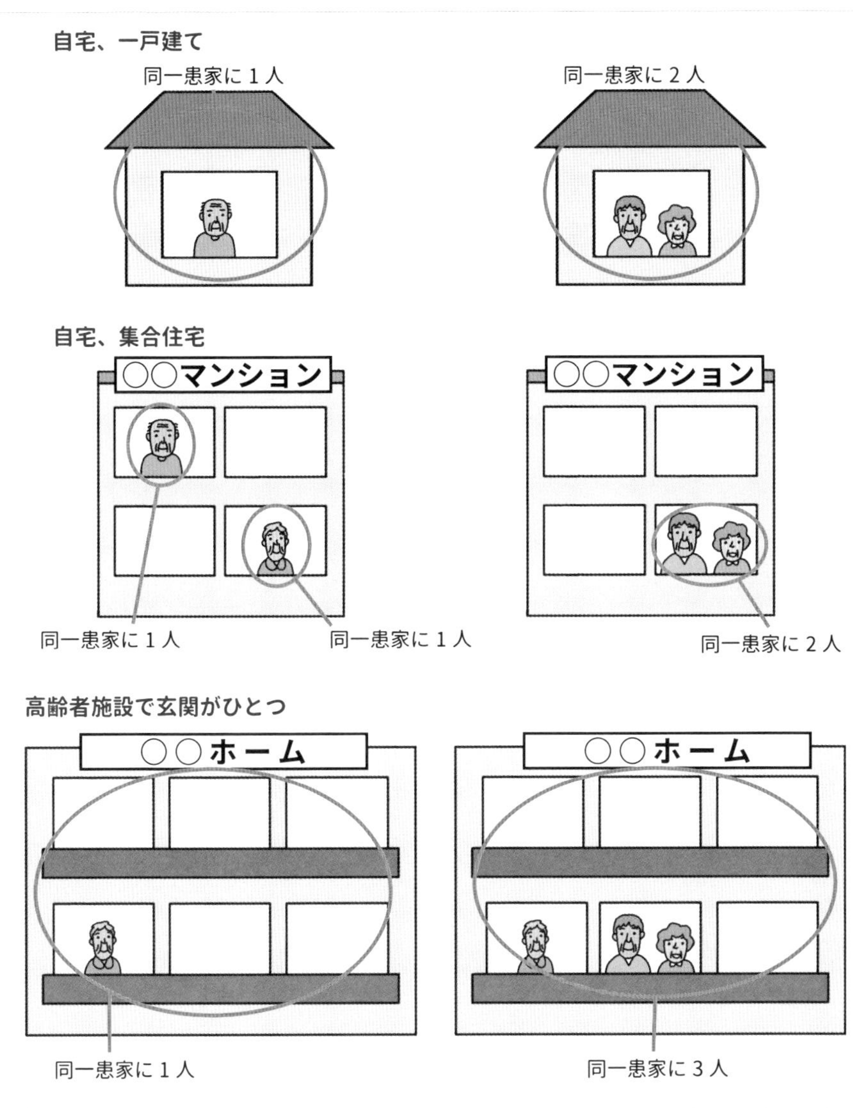

2 — 同一建物居住者

同一建物▶補足 に住んでいる複数の患者に、**同じ日に訪問診療する**場合を、同一建物居住者といいます。

一戸建てなら、同一世帯イコール同一建物であることが多いですね。同じ建物に住んでいても、同一世帯の場合は、同一建物居住者でなく、同一患家として考えます。

マンションなど集合住宅では、同じ建物に複数の世帯が住んでいますね。集合住宅では、同じ建物内に住む人全員が同一建物居住者に該当します。

そして、老人ホームなど、施医総管を算定する施設でも、同じ建物に住む人が同一建物居住者です。

ただし施設の場合、同一患家とみなすことも多く、同

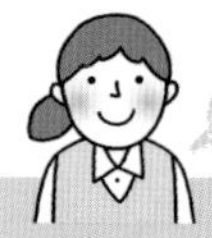

ちょっと補足

「同一建物」は、建築基準法で一つの建築物とみなす建物のことです。

大規模な集合住宅だと、同じ名前でも棟がたくさんあったりしますが、同一建物は同じ棟だけです。

たとえ隣どうしの建物であっても、同じ敷地内にあっても行き来するのに建物外に出る必要がある位置関係なら、同一建物ではないとみなします。渡り廊下などでつながっていて建物外に出ない場合でも、外観が明らかに別の建物であれば、同一建物ではありません。

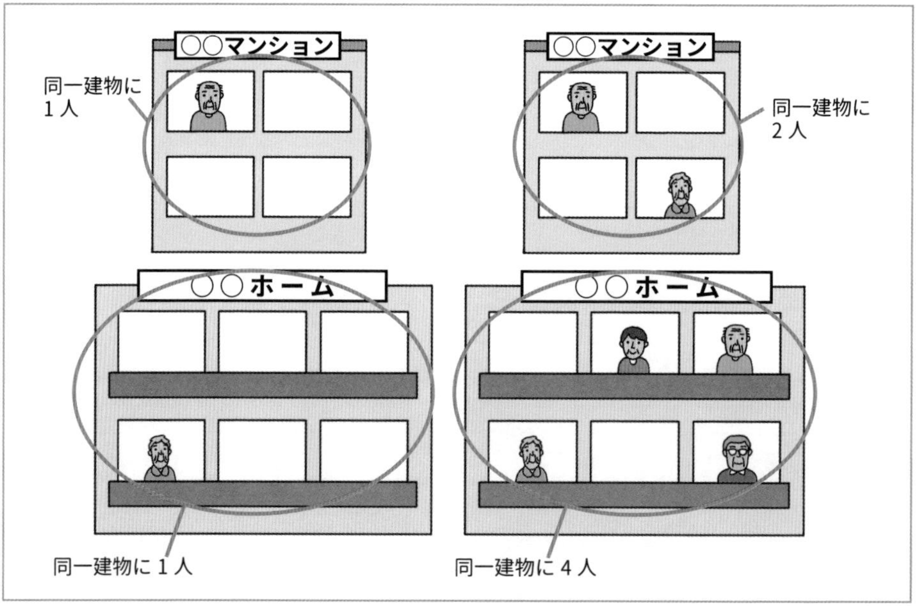

○○マンション
同一建物に
1人

○○マンション
同一建物に
2人

○○ホーム
同一建物に1人

○○ホーム
同一建物に4人

一患家の場合は同一建物居住者でなく同一患家として算定することに注意してください。

3 — 関係する点数

◆ 同一患家

同一患家かどうかは、**往診料**と**訪問診療料**の両方に関係します。同じ先に出向いての診療ですから、「出向く」ことへの点数は 1 人分だけでよいはずだからです。

同一世帯の 2 人以上を同じ日に往診した場合は、1 人目は往診料を算定できますが、2 人目からは往診料は算定できず、基本診療料（とその加算）だけの算定です。

訪問診療料では、同一患家の 2 人以上に同じ日に訪問した場合、1 人分だけの算定です。ただし、訪問診療料は、「出向くこと」だけでなく、基本診療料も含んだ点数でしたね。「出向くこと」の点数は算定できませんが、基本診療料の分は算定できることになっています。

◆ 同一建物居住者

同一建物居住者は、**訪問診療料**に関係します。同じ日に訪問診療に行った患者のうち、同一建物に住んでいる人がいれば、その建物の人への訪問診療料の全員分を、低い点数で算定します。

たとえば同じマンションに住んでいる人でも、訪問診療する日が別の日なら「同一建物居住者」に数えません。

往診料には、同一建物居住者かどうかは関係ありません。

4 — 同一建物居住者の除外対象

以下の場合は、同一建物に住んでいる人でも、同一建物居住者の数に入れないことになっています。

- 同日に往診した患者
- 末期の悪性腫瘍と診断された後に訪問診療を開始して 60 日以内
- 死亡日からさかのぼって 30 日以内

「同日に往診した患者」を同一建物居住者にカウントしない例①

施設で訪問診療の患者が１人

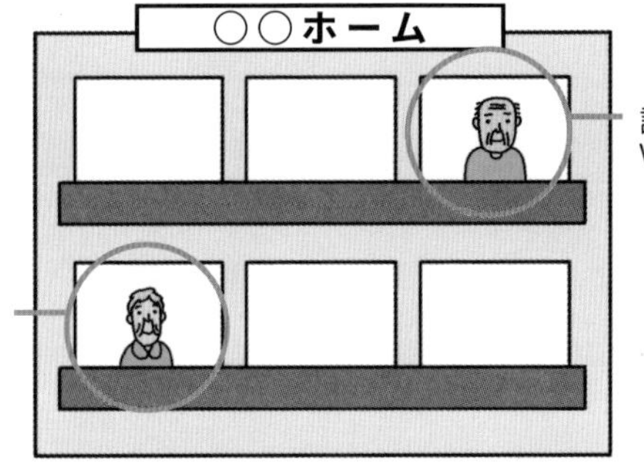
○○ホーム
訪問診療をしている
V さん
V さんの訪問と同じ日に
W さんから依頼があり
往診に行った

訪問診療をした同じ日に、同じ建物内の患者に往診を行なった場合は、同一建物居住者にカウントせず、訪問診療を実施している人の数だけカウントします。上のイラストの場合、この建物で訪問診療の患者は V さん 1 人だけなので、V さんの訪問診療料は「同一建物居住者以外」で算定します。

V さん	訪問診療料「同一建物居住者以外」	888 点
W さん	往診料 ＋ 再診料	720 点 ＋ 75 点

※訪問診療料、往診料、再診料に、加算がある場合はそれも忘れずに。

「同日に往診した患者」を同一建物居住者にカウントしない例②

施設で訪問診療の患者が 2 人以上

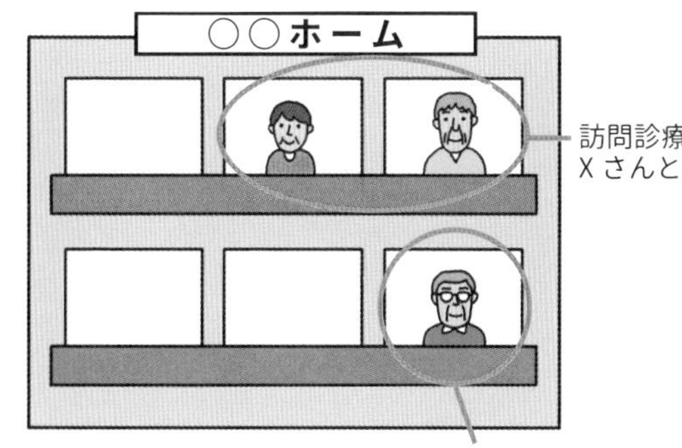
○○ホーム
訪問診療をしている
X さんと Y さん
X さん・Y さんの訪問と同じ日に
Z さんから依頼があり
往診に行った

この場合も、Z さんに往診に行った分は同一建物居住者の数には入れませんが、Z さんを含めなくても、同一建物居住者が X さん・Y さんの 2 人いるので、2 人の訪問診療料は「同一建物居住者」での算定になります。
Z さんの算定は、例①と同じです。

X さん	訪問診療料「同一建物居住者」	213 点
Y さん	訪問診療料「同一建物居住者」	213 点
Z さん	往診料 ＋ 再診料	720 点 ＋ 75 点

※訪問診療料、往診料、再診料に、加算がある場合はそれも忘れずに。

Lesson 5

在医総管と施医総管を請求する

Lesson 5・01

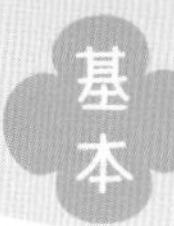

在医総管と施医総管に共通の決まりごと

算定の約束ごとと考えかたを知っておこう

C002 在宅時医学総合管理料／C002-2 施設入居時等医学総合管理料

POINT

- ✓ **点数が大きいので、患者・家族への説明が重要。**
- ✓ **届出のうえ、月１回以上の訪問診療の患者で算定。**
- ✓ **患者の居住場所と、同じ建物での算定人数によって、点数が異なる。**

1 — どんな点数か

在医総管・**施医総管**は、計画的な医学管理のもとに月１回以上の訪問診療を行なう場合に算定できる点数です。届出が必要です。

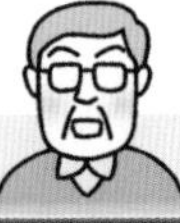

患者への説明　この点数何？　って聞かれたら

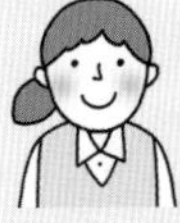

○○さんの在宅療養の管理を、当院がかかりつけとして責任をもって、毎月必ずお伺いして診療し支援していきます。そのことに対する点数です。

在医総管や施医総管は、往診や訪問診療だけの算定とくらべて点数が大きい診療報酬です。診療所にとって、在宅医療を安定して提供するために重要な点数ですが、患者側からみると負担が大きくなる点数だともいえます。初回の診療のときに、患者・ご家族に納得いただける説明ができるようにしましょう。

在医総管と施医総管に共通して、このような特徴があります。

- 点数が大きい
- 何回訪問しても、在医総管・施医総管の算定は月に1回（訪問診療料・往診料は、実施した回数分、在医総管・施医総管と別に算定できる）
- 患者の住まいが自宅なら在医総管を、施設 ▶ Lesson5・03 なら施医総管を算定する
- 自院が在医総管・施医総管を算定する患者が、同じ建物に何人住んでいるかによって、一人あたりの算定点数が変わる ▶ Lesson5・09
- 診療所が在支診の届出をしているかどうか、加算の届出をしているかどうかによって、算定点数が変わる
- 併算定できない点数がある（次ページ）

説明 1

在医総管・施医総管を算定する患者が、同じ建物に何人住んでいるかを、**単一建物診療患者数**といいます。Lesson5・09 で説明します。

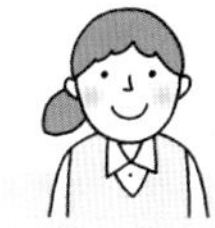

ちょっと補足

在医総管と施医総管の届出ができるのは、診療所か、200 床未満の病院だけです。ただし、200 床以上の病院でも在支病の届出はできます。

2 — 算定の要件

在医総管と施医総管に共通して、算定には以下の要件を満たすことが必要です。

要件

- 施設基準 ▶ Lesson3・03 の届出が必要。
- 計画的な医学管理のもとに、月1回以上の定期的な訪問診療を行なっている患者に、月1回限り算定。
- 在宅療養計画 ▶ Lesson2・04 を作成する。
  - ・患者ひとりひとりに、在宅療養計画を作成する。
  - ・在宅療養計画の内容を、患者、家族、患者を看護する者に対して説明する。
  - ・在宅療養計画と説明した要点をカルテに記載する。

3 — 点数

◆ 在医総管（在支診ではない診療所の場合）

算定月の訪問回数 患者数	1回	2回以上	重症度の高い患者 ▶補足 に2回以上
単一建物に1人	1,745点	2,735点	3,435点
単一建物に2～9人	980点	1,460点	2,820点
単一建物に10～19人	545点	735点	1,785点
単一建物に29～49人	455点	655点	1,500点
単一建物に50人以上	395点	555点	1,315点

◆ 施医総管（在支診でない診療所の場合）

算定月の訪問回数 患者数	1回	2回以上	重症度の高い患者 に2回以上
単一建物に1人	1,265点	1,935点	2,435点
単一建物に2～9人	710点	1,010点	2,010点
単一建物に10～19人	545点	735点	1,785点
単一建物に29～49人	455点	655点	1,500点
単一建物に50人以上	395点	555点	1,315点

在支診の場合や、施設基準の加算がある場合の点数は、Lesson5・02～03を参照してください。

情報通信機器を用いた診療と組み合わせた場合の点数も設けられていますが、本書では省略します。

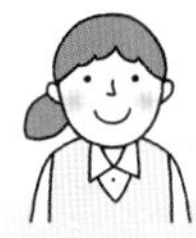

ちょっと
補足

高い点数になる別表第 8 の 2

在医総管・施医総管とも、厚生労働大臣が定める状態の患者に月 2 回以上訪問診療を行なった場合、より高い点数を算定できます。

重症度の高い患者「厚生労働大臣が定める状態」（特掲診療料の施設基準等別表第 8 の 2）	
■ 末期がんの患者 ■ スモンの患者 ■ 指定難病の患者 ■ 後天性免疫不全症候群の患者 ■ 脊髄損傷の患者 ■ 真皮を越える褥瘡の患者 ■ 人工呼吸器を使用している患者 ■ 気管切開の管理を要する患者 ■ 気管カニューレを使用している患者 ■ チューブ（ドレーンまたはカテーテル）の留置を要する患者（ただし胃ろうカテーテルは含まない）	■ 人工肛門・人工膀胱の管理を要する患者 ■ 在宅自己腹膜灌流を実施している患者 ■ 在宅血液透析を実施している患者 ■ 在宅酸素療法を実施している患者 ■ 在宅中心静脈栄養法を実施している患者 ■ 在宅成分栄養経管栄養法を実施している患者 ■ 在宅自己導尿を実施している患者 ■ 植込型脳・脊髄電気刺激装置による疼痛管理をしている患者 ■ 携帯型精密輸液ポンプによるプロスタグランジンI_2製剤の投与を受けている肺高血圧症の患者

「定める状態の患者」とそれ以外の患者が混在していても、単一建物診療患者数は、合計の患者数でカウントします。

別表第 8 の 2 の患者に月 2 回以上訪問の点数を算定している場合は、包括的支援加算は算定できません。

4 — 算定のポイント

✓ ひとりの患者に対し、ひとつの医療機関だけが算定できます。他の医療機関が算定していると、その月は算定できません。

✓ 同一患家に複数の患者がいる場合（高齢のご夫婦のように、在医総管ないし施医総管の対象者が、同じ家や施設の同室に同居しているなど）は、患者ごとに算定します。同一患家の場合、往診料と訪問診療料の算定は１人目だけ（同居している２人目からは算定できない）、在医総管と施医総管は全員算定できるという違いがあります。

✓ 以下の点数は、同時に算定できません。処方箋料や管理料、処置料などが在医総管・施医総管に含まれるので、重複で算定しないよう注意してください。

在医総管・施医総管に含まれる点数

- B000 特定疾患療養管理料
- B001 の 4 小児特定疾患カウンセリング料
- B001 の 5 小児科療養指導料
- B001 の 6 てんかん指導料
- B001 の 7 難病外来指導管理料
- B001 の 8 皮膚科特定疾患指導管理料
- B001 の 18 小児悪性腫瘍患者指導管理料
- B001 の 27 糖尿病透析予防指導管理料
- B001 の 37 慢性腎臓病透析予防指導管理料
- B001-3 生活習慣病管理料（Ⅰ）
- B001-3-3 生活習慣病管理料（Ⅱ）
- C007 の注 3 衛生材料等提供加算
- C109 在宅寝たきり患者処置指導管理料
- I012-2 の注 3 衛生材料等提供加算
- J000 創傷処置
- J001-7 爪甲除去
- J001-8 穿刺排膿後薬液注入
- J018 喀痰吸引
- J018-3 干渉低周波去痰器による喀痰排出
- J043-3 ストーマ処置
- J053 皮膚科軟膏処置
- J060 膀胱洗浄
- J060-2 後部尿道洗浄
- J063 留置カテーテル設置
- J064 導尿
- J118 介達牽引
- J118-2 矯正固定
- J118-3 変形機械矯正術
- J119 消炎鎮痛等処置
- J119-2 腰部又は胸部固定帯固定
- J119-3 低出力レーザー照射
- J119-4 肛門処置
- J120 鼻腔栄養
- F000 ～ F500（第 5 部）投薬

在医総管・施医総管を含む点数

- C003 在宅がん医療総合診療料

5 — 共通の加算

在医総管・施医総管に共通で、以下の加算があります。

◆ **包括的支援加算**

要介護 3 以上や週 1 回以上訪問看護を受けているなど、介護・看護を必要とする度合いが高い患者の場合、150 点加算できます。別表第 8 の 2 に該当する患者に月 2 回以上訪問の高い点数を算定している場合は、対象外です。

◆ **在宅療養移行加算 1 ～ 4**

在支診でない医療機関だけに設定されている加算です。もともと自院の外来に通院していた患者が在宅に移行した場合、在宅医療も同じ診療所が継続して診つづけることに対する点数です。満たせる体制の違いによって、1 ～ 4 の区分があります。

◆ **処方箋を交付しない場合**

その月に 1 回も処方箋が出なかった場合の加算です。

◆ **在宅移行早期加算**

退院後に在宅療養を始めた患者の場合の加算です。

◆ **頻回訪問加算**

特別な管理を必要とする患者で、ひと月に 4 回以上、往診あるいは訪問診療を行なった場合の点数です。

以上の加算について、Lesson5・04 ～ 08 で説明します。

◆ **在宅データ提出加算**

◆ **在宅医療情報連携加算**

本書では省略します。

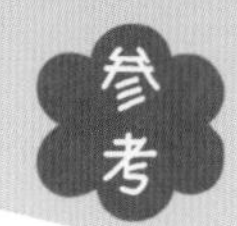

施設基準ごとの在医総管

自分の職場が当てはまる区分だけを見よう

C002 在宅時医学総合管理料

1 ― 算定の要件

届出している診療所だけがとれる点数です。対象になるのは、自宅で療養をしていて、月１回以上訪問診療を行なっている患者です。自宅で療養している患者とは、在宅医療の要件 ▶Lesson1・01 を満たした患者のうち、老人ホーム等入居者ではない患者です。

2 ― 点数

まず、診療所の施設基準によって、点数設定が異なります。次ページからの表は、施設基準ごとの点数です。該当する施設基準以外の点数は算定しませんので、表は8つありますが、ご自身の職場が当てはまる区分のものだけを見ればよいです。

その区分のなかで、▷患者が居住する建物に、自院で在医総管をその月に算定する患者が他にいるかどうか ▷その患者に、月に何回訪問するか ―― によって、患者１人あたりの点数が違います。

建物内の患者数 ▶説明１ と訪問回数から、算定する点数がわかります。算定は月に１回です。

説明 1

これを、**単一建物診療患者数** といいます。一つの建物内に住む人を、当院がこの１か月で何人訪問診療を行なっているかの人数です。数えかたのルールはLesson5・09を参照してください。

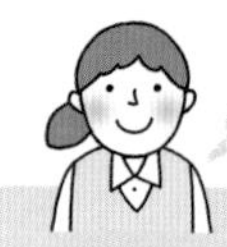

在医総管・施医総管の単一建物診療患者数が10人以上（10～19人、20～49人、50人以上）の点数は、直近３月での訪問診療の平均回数が2,100回/月以上だと、翌月から該当の点数の60%しか算定できないルールがあります。ただし、2,100回/月以上でも減算の対象外となる状況が規定されています。

◆ 在支診でない診療所の点数

患者数＼算定月の訪問回数	1 回	2 回以上	重症度の高い患者に 2 回以上
単一建物に 1 人	1,745 点	2,735 点	3,435 点
単一建物に 2 〜 9 人	980 点	1,460 点	2,820 点
単一建物に 10 〜 19 人	545 点	735 点	1,785 点
単一建物に 20 〜 49 人	455 点	655 点	1,500 点
単一建物に 50 人以上	395 点	555 点	1,315 点

◆ 在支診（加算なし）の点数

患者数＼算定月の訪問回数	1 回	2 回以上	重症度の高い患者に 2 回以上
単一建物に 1 人	2,285 点	3,685 点	4,585 点
単一建物に 2 〜 9 人	1,265 点	1,985 点	3,765 点
単一建物に 10 〜 19 人	665 点	985 点	2,385 点
単一建物に 20 〜 49 人	570 点	875 点	2,010 点
単一建物に 50 人以上	490 点	745 点	1,765 点

◆ 実績加算 2 の在支診の点数

患者数＼算定月の訪問回数	1 回	2 回以上	重症度の高い患者に 2 回以上
単一建物に 1 人	2,485 点	3,885 点	4,785 点
単一建物に 2 〜 9 人	1,365 点	2,085 点	3,865 点
単一建物に 10 〜 19 人	715 点	1,035 点	2,435 点
単一建物に 20 〜 49 人	613 点	918 点	2,053 点
単一建物に 50 人以上	528 点	783 点	1,803 点

◆ 実績加算１の在支診の点数

患者数＼算定月の訪問回数	1回	2回以上	重症度の高い患者に2回以上
単一建物に1人	2,585点	3,985点	4,885点
単一建物に2～9人	1,415点	2,135点	3,915点
単一建物に10～19人	740点	1,060点	2,460点
単一建物に20～49人	633点	938点	2,073点
単一建物に50人以上	546点	801点	1,821点

◆ 病床なし、加算なしの機能強化型在支診の点数

患者数＼算定月の訪問回数	1回	2回以上	重症度の高い患者に2回以上
単一建物に1人	2,505点	4,085点	4,985点
単一建物に2～9人	1,365点	2,185点	4,125点
単一建物に10～19人	705点	1,085点	2,625点
単一建物に20～49人	615点	970点	2,205点
単一建物に50人以上	525点	825点	1,935点

◆ 病床あり、加算なしの機能強化型在支診の点数

患者数＼算定月の訪問回数	1回	2回以上	重症度の高い患者に2回以上
単一建物に1人	2,745点	4,485点	5,385点
単一建物に2～9人	1,485点	2,385点	4,485点
単一建物に10～19人	765点	1,185点	2,865点
単一建物に20～49人	670点	1,065点	2,400点
単一建物に50人以上	575点	905点	2,110点

◆病床なし、緩和ケア充実加算の機能強化型在支診の点数

患者数＼算定月の訪問回数	1回	2回以上	重症度の高い患者に2回以上
単一建物に1人	2,905点	4,485点	5,385点
単一建物に2～9人	1,565点	2,385点	4,325点
単一建物に10～19人	805点	905点	2,725点
単一建物に20～49人	700点	805点	2,290点
単一建物に50人以上	600点	686点	2,010点

◆病床あり、緩和ケア充実加算の機能強化型在支診の点数

患者数＼算定月の訪問回数	1回	2回以上	重症度の高い患者に2回以上
単一建物に1人	3,145点	4,885点	5,785点
単一建物に2～9人	1,685点	2,585点	4,685点
単一建物に10～19人	865点	1,285点	2,965点
単一建物に20～49人	755点	1,150点	2,485点
単一建物に50人以上	650点	980点	2,185点

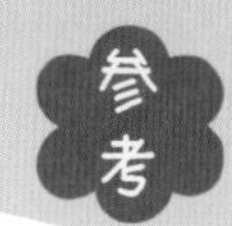

施設基準ごとの施医総管

自分の職場が当てはまる区分だけを見よう

C002-2 施設入居時等医学総合管理料

1 — 算定の要件

届出している診療所だけがとれる点数です。対象になるのは、老人ホーム等 ▶説明 1 で療養をしていて、月 1 回以上訪問診療を行なっている患者です。

2 — 点数

在医総管と同様に、まず、診療所の施設基準によって点数が異なります。次のページからの 8 つの表のうち、ご自身の職場が当てはまる表だけを見てください。

単一建物診療患者数 ▶ Lesson5・09 と訪問回数によって点数が違ってくること、月 1 回の算定であることも、在医総管と同様です。

説明 1

施医総管が対象とする**施設**とは、以下のものを指します。

- 有料老人ホーム
- サ高住
- 認知症グループホーム
- 短期入所生活介護事業所（介護予防も含む）
- 養護老人ホーム
- 軽費老人ホーム A 型
- 特養（末期の悪性腫瘍患者、または、施設基準を満たしている特養で死亡した患者で死亡前の 30 日間は施医総管の算定ができる）

看多機や小多機への短期入所生活介護（ショートステイ）利用中 ▶ Lesson5・10 は、施設ではなく自宅扱いです。つまり、施医総管ではなく、在医総管の対象です。

◆ 在支診でない診療所の点数

算定月の訪問回数／患者数	1回	2回以上	重症度の高い患者に2回以上
単一建物に1人	1,265点	1,935点	2,435点
単一建物に2～9人	710点	1,010点	2,010点
単一建物に10～19人	545点	735点	1,785点
単一建物に20～49人	455点	655点	1,500点
単一建物に50人以上	395点	555点	1,315点

◆ 在支診（加算なし）の点数

算定月の訪問回数／患者数	1回	2回以上	重症度の高い患者に2回以上
単一建物に1人	1,625点	2,585点	3,285点
単一建物に2～9人	905点	1,385点	2,685点
単一建物に10～19人	665点	985点	2,385点
単一建物に20～49人	570点	875点	2,010点
単一建物に50人以上	490点	745点	1,765点

◆ 実績加算2の在支診の点数

算定月の訪問回数／患者数	1回	2回以上	重症度の高い患者に2回以上
単一建物に1人	1,775点	2,735点	3,435点
単一建物に2～9人	980点	1,460点	2,760点
単一建物に10～19人	705点	1,025点	2,425点
単一建物に20～49人	603点	908点	2,043点
単一建物に50人以上	520点	775点	1,795点

◆ 実績加算１の在支診の点数

患者数＼算定月の訪問回数	1回	2回以上	重症度の高い患者に2回以上
単一建物に1人	1,850点	2,810点	3,510点
単一建物に2～9人	1,015点	1,495点	2,795点
単一建物に10～19人	721点	1,041点	2,441点
単一建物に20～49人	617点	922点	2,057点
単一建物に50人以上	532点	787点	1,807点

◆ 病床なし、加算なしの機能強化型在支診の点数

患者数＼算定月の訪問回数	1回	2回以上	重症度の高い患者に2回以上
単一建物に1人	1,785点	2,885点	3,585点
単一建物に2～9人	975点	1,535点	2,955点
単一建物に10～19人	705点	1,085点	2,625点
単一建物に20～49人	615点	970点	2,205点
単一建物に50人以上	525点	825点	1,935点

◆ 病床あり、加算なしの機能強化型在支診の点数

患者数＼算定月の訪問回数	1回	2回以上	重症度の高い患者に2回以上
単一建物に1人	1,965点	3,185点	3,885点
単一建物に2～9人	1,065点	1,685点	3,225点
単一建物に10～19人	765点	1,185点	2,865点
単一建物に20～49人	670点	1,065点	2,400点
単一建物に50人以上	575点	905点	2,110点

◆ 病床なし、緩和ケア充実加算の機能強化型在支診の点数

算定月の訪問回数 / 患者数	1 回	2 回以上	重症度の高い患者に 2 回以上
単一建物に 1 人	2,085 点	3,185 点	3,885 点
単一建物に 2 ～ 9 人	1,125 点	1,685 点	3,105 点
単一建物に 10 ～ 19 人	780 点	1,160 点	2,700 点
単一建物に 20 ～ 49 人	678 点	1,033 点	2,268 点
単一建物に 50 人以上	581 点	881 点	1,991 点

◆ 病床あり、緩和ケア充実加算の機能強化型在支診の点数

算定月の訪問回数 / 患者数	1 回	2 回以上	重症度の高い患者に 2 回以上
単一建物に 1 人	2,265 点	3,485 点	4,185 点
単一建物に 2 ～ 9 人	1,215 点	1,835 点	3,375 点
単一建物に 10 ～ 19 人	840 点	1,260 点	2,940 点
単一建物に 20 ～ 49 人	733 点	1,128 点	2,463 点
単一建物に 50 人以上	631 点	961 点	2,166 点

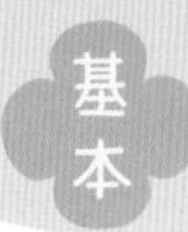

在医総管・施医総管の加算（1）

包括的支援加算を算定できるようになろう

C002 在宅時医学総合管理料 注 10 ／ C002-2 施設入居時等医学総合管理料 注 5

POINT

- ✓ **在医総管や施医総管を算定する場合の多くで包括的支援加算を算定できる。**
- ✓ **「重症度の高い患者** ▶ Lesson5・01 **へ 2 回以上」を算定するときは加算できない。**

1 ― この加算の意味

包括的支援加算は、在医総管および施医総管の対象患者のうち、介護・看護を必要とする度合いが高い場合の加算です。在医総管や施医総管の算定対象であれば多くの人が該当し、よく算定する加算です。算定を忘れないようにしましょう。

加算の対象になる状態のうち、一般の診療所でよく該当するものは以下の 4 つです。

- 要介護 3 以上
- 障害支援区分 2 以上（2 ～ 6）
- 認知症高齢者の日常生活自立度Ⅲ以上
- 週に 1 回以上訪問看護を受けている

ただし、在医総管・施医総管で点数が高いランクになる**重症度の高い患者** ▶ Lesson5・01 を算定すると、包括的支

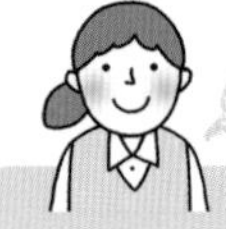

たとえば、心身障害の公費に該当する（公費負担者番号の頭 2 ケタが 80）患者は、多くの場合、障害支援区分 2 以上に該当し、包括的支援加算の対象です。

援加算は算定できません。

2 — 加算の要件

対象	在医総管または施医総管の「月 1 回以上」「月 2 回以上」を算定している患者（「別表第 8 の 2 の患者に月 2 回以上」を算定している患者は対象外）で、以下のいずれかに当てはまる場合。 ■ 要介護 3 以上 ■ 障害者支援区分 2 以上 ■ 認知症高齢者の日常生活自立度Ⅲ以上 ■ 週 1 回以上訪問看護を行なっている患者 ■ 訪問診療や訪問看護で、注射や処置を行なっている患者（具体的には注 1 の処置） ■ 麻薬の投薬を受けている ■ 施設等の入居の場合には、医師の指示を受けて、施設の看護職員が痰の吸引や経管栄養の管理等の処置を行なっている患者（具体的には注 1） ■ 15 歳未満で、注 2 に該当する ■ 1 歳未満で、出生時体重 1,500g 未満 ■ 超重症児・準超重症児の判定スコア 10 以上 ■ 医師・看護職員の指導管理のもと、家族等が処置を行なっている患者（具体的には注 3 の処置） 注 1　創傷処置、爪甲除去、穿刺排膿後薬液注入、干渉低周波去痰器による喀痰排出、ストーマ処置、皮膚科軟膏処置、膀胱洗浄、後部尿道洗浄、留置カテーテル設置、導尿、介達牽引、強制固定、変形機械矯正術、消炎鎮痛等処置、腰部又は胸部固定帯固定、低出力レーザー照射、肛門処置 注 2　脳性麻痺、先天性心疾患、ネフローゼ症候群、ダウン症等の染色体異常、川崎病で冠動脈瘤のあるもの、脂質代謝障害、腎炎、溶血性貧血、再生不良性貧血、血友病、血小板減少性紫斑病、先天性股関節脱臼、内反足、二分脊椎、骨系統疾患、先天性四肢欠損、分娩麻痺、先天性多発関節拘縮症、小児慢性特定疾病（小児慢性特定疾病医療支援の対象）、児童福祉法で規定する障害児 注 3　注 1 の処置に加え、喀痰吸引、鼻腔栄養
点数	150 点
算定の単位	月 1 回

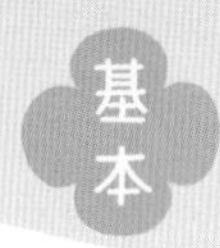

在医総管・施医総管の加算（2）

在宅療養移行加算を算定できるようになろう

C002 在宅時医学総合管理料 注 9 ／ C002-2 施設入居時等医学総合管理料 注 5

POINT

- ✓ **在支診でない医療機関だけが算定できる。**
- ✓ **以前から外来通院していた患者が、当院がかかりつけのままで在宅に移行した場合に算定できる。**
- ✓ **他の医療機関との連携でもよいので、24 時間の連絡体制と、往診を提供する体制を構築する。**
- ✓ **24 時間の往診体制があれば、高い点数を加算できる。**

1 ― この加算の意味

自院の外来に通院していた患者が在宅医療に移行し、在宅でも、自院が引き続いてかかりつけとして診療を継続する場合の、在医総管・施医総管の加算です。在支診ではない医療機関だけが算定できます。

つまり、一般の診療所や病院が、外来で診てきた患者が通院困難になったときに、在宅医療での診療も継続して引き受けることに対する点数です。

在宅療養移行加算 1 ～ 4 の区分があり、要件の違いは、往診の 24 時間体制を確保できるかどうかと、連携医療機関への情報提供体制です。

2 — 対象の患者

加算の対象は、

- 在宅に移行する前に４回以上当院の外来に通院していた
- 在医総管または施医総管を算定

にあてはまる患者に、次ページの要件を満たし、訪問診療を実施した場合です。

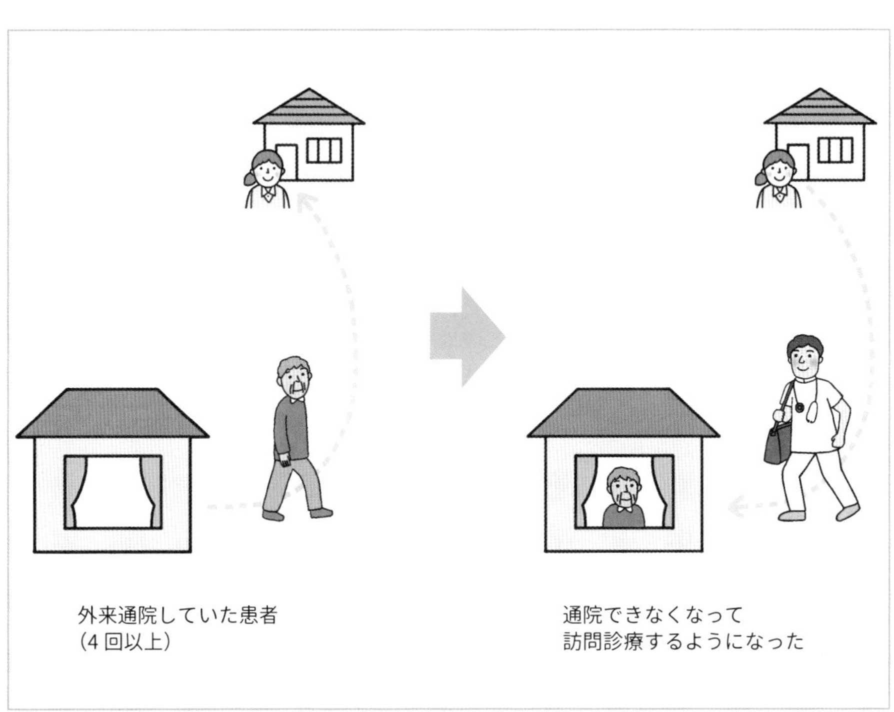

3 — 加算の要件

◆ 在宅療養移行加算 4

要件 ▶説明 1	■ 往診を提供する体制を構築する（他の医療機関との連携でもよい） ■ 24 時間の連絡体制を構築する ▶説明 2 ■ 訪問看護が必要な患者に対して、訪問看護を受けられる体制を提供する ■ 診療時間外も含めた連絡先、緊急時の注意事項等を、文書で提供し、説明している
点数	116 点
算定の単位	月 1 回

◆ 在宅療養移行加算 3

要件 ▶説明 1	■ 往診を提供する体制を構築する（他の医療機関との連携でもよい） ■ 24 時間の連絡体制を構築する ▶説明 2 ■ 訪問看護が必要な患者に対して、訪問看護を受けられる体制を提供する ■ 診療時間外も含めた連絡先、緊急時の注意事項等を、文書で提供し、説明している ■ 以下のいずれかの手段で、患者の診療情報・急変時の対応方針について、連携する他の医療機関へ提供する - 月 1 回程度のカンファレンス - ICT 等を活用して常に確認できる体制
点数	216 点
算定の単位	月 1 回

説明 1

在宅療養移行加算 2・1 とも、加算を算定する月のみ体制を確保できていればよく、体制を確保できない月は加算なしで、加算のある月・ない月が混在しても構いません。

説明 2

24 時間の往診・連絡体制、および、訪問看護の提供は、自院のスタッフだけではまかなえなくても、他の医療機関や訪問看護ステーションと連携して体制をつくることができれば、加算の対象になります。

◆ 在宅療養移行加算 2

要件 ▶説明 1	■ 24 時間の往診体制および 24 時間の連絡体制を構築する ▶説明 2 ■ 訪問看護が必要な患者に対して、訪問看護を受けられる体制を提供する ■ 診療時間外も含めた連絡先、緊急時の注意事項等を、文書で提供し、説明している
点数	216 点
算定の単位	月 1 回

◆ 在宅療養移行加算 1

要件 ▶説明 1	■ 24 時間の往診体制および 24 時間の連絡体制を構築する ▶説明 2 ■ 訪問看護が必要な患者に対して、訪問看護を受けられる体制を提供する ■ 診療時間外も含めた連絡先、緊急時の注意事項等を、文書で提供し、説明している ■ 以下のいずれかの手段で、患者の診療情報・急変時の対応方針について、連携する他の医療機関へ提供する - 月 1 回程度のカンファレンス - ICT 等を活用して常に確認できる体制
点数	316 点
算定の単位	月 1 回

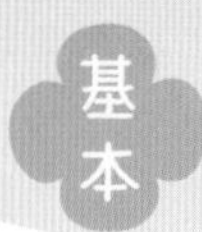

在医総管・施医総管の加算（3）

処方箋を交付しない場合の加算を算定できるようになろう

C002 在宅時医学総合管理料 注２／ C002-2 施設入居時等医学総合管理料 注５

POINT

✓ おもに院内処方の場合に月１回算定できる。

1 ― この加算の意味

その月に１回も処方箋が出なかった場合の加算です。院内処方の診療所では、よく算定する点数です。その月に処方がない場合には、処方箋が出ていなくても、加算の対象外です。

院内処方の診療所でひと月の中で処方箋がなかった日があっても、同じ月で１回でも処方箋が出た日があれば、加算の対象になりません。

加算の対象

「前の月に 60 日分処方しておいて、今月お薬を出さなければ 300 点加算できるのでは」……と考えたくなりますが、そうはいきません。ちゃんと、「30 日以上の処方箋を出した場合は、出された薬の投与期間内は、加算できない」ことになっています。

2 ― 加算の要件

対象・要件	▪ 在医総管または施医総管を算定している患者のうち、その月に1回も院外処方箋が出ていない患者 ▪ 前月までに30日以上の処方箋が出ている場合は、その投与期間が終わっている
点数	300点
算定の単位	月1回

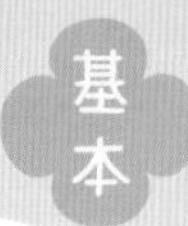

在医総管・施医総管の加算（4）

在宅移行早期加算を算定できるようになろう

C002 在宅時医学総合管理料 注 4 ／ C002-2 施設入居時等医学総合管理料 注 5

POINT

- ✓ **入院していた患者が在宅療養に移行した。**
- ✓ **在医総管か施医総管を算定して 3 か月だけ加算できる。**
- ✓ **在宅移行後 1 年経っていると加算できない。**
- ✓ **過去に算定していても、再入院した退院後はもう一度算定できる。**

1 ― この加算の意味

在宅療養を始める前に入院をしていた患者の場合、在医総管か施医総管を算定しはじめて３か月間だけ算定できる加算です。入院していた患者が退院できて自宅で過ごせるようになったが、外来に通院するのは困難で、在宅医療を引き受けるようなケースが典型的です。これも算定する機会が多い加算です。

具体的には、

- 入院 ▶説明 1 していた患者が退院後に在宅療養を始め、在宅移行後 1 年経っていない
- 在医総管または施医総管の算定開始から 3 月以内

にあてはまる患者が加算の対象です。

説明 1

入院していた患者であれば、疾患や状態の制限はありません。ただし、検査入院や一日入院では算定できません。

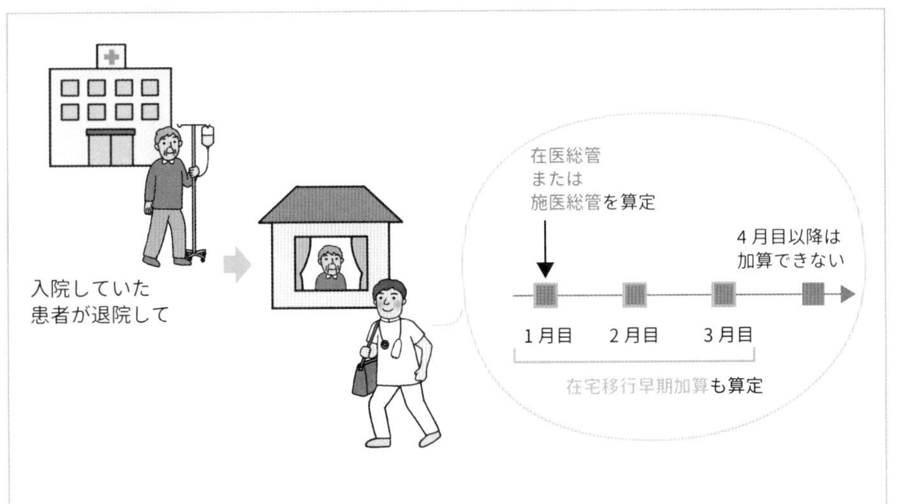

2 ― 加算の要件

対象	以下の3つすべてに当てはまる患者 ■ 退院後に在宅療養を始めた ■ 在宅移行後1年経っていない ■ 在医総管または施医総管を算定し、初回の算定から3月以内
点数	100点
算定の回数	■ ひと月に1回 ■ 管理料の算定初回から3回目までに限る

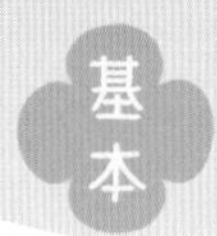

在医総管・施医総管の加算（5）

頻回訪問加算を算定できるようになろう

C002 在宅時医学総合管理料 注5／C002-2 施設入居時等医学総合管理料 注5

POINT

- ✓ **特別な医学管理を必要とする患者に、月4回以上往診か訪問診療を行なった場合に加算できる。**
- ✓ **要件を満たす患者では、毎月算定できる。**

1 ― この加算の意味

特別な医学管理を必要とする患者に対し、ひと月に4回以上の往診か訪問診療を行なった場合の加算です。算定はひと月に1回で、決められた対象に該当する患者では、毎月算定できます。

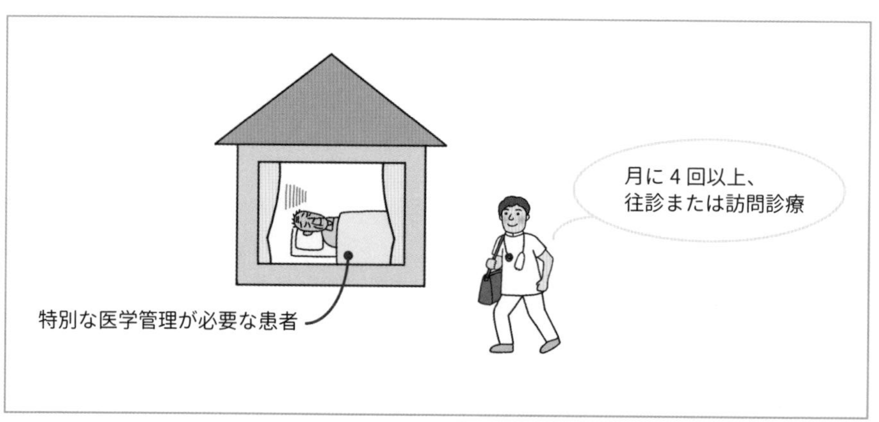
月に4回以上、
往診または訪問診療
特別な医学管理が必要な患者

2 — 対象の患者

ひと月に 4 回以上訪問したら算定できるわけではなく、加算対象が限定されています。患者の状態が、以下の 3 項目のいずれかに該当する場合だけが対象です。

頻回訪問加算の対象

- 病名が末期の悪性腫瘍
- ドレーンまたはカテーテル（ただし、胃ろうは除く）、人工肛門または人工膀胱のいずれかを有する患者であり、かつ、★の在宅療養指導管理が必要な状態
- ★の在宅療養指導管理が 2 つ以上必要な状態

★	在宅自己腹膜灌流指導管理 在宅血液透析指導管理 在宅酸素療法指導管理 在宅中心静脈栄養法指導管理 在宅成分栄養経管栄養法指導管理	在宅人工呼吸指導管理 在宅悪性腫瘍等患者指導管理 在宅自己疼痛管理指導管理 在宅肺高血圧症患者指導管理 在宅気管切開患者指導管理

3 — 加算の要件

対象	上記の 3 項目のいずれかに当てはまる患者
要件	■ 在医総管または施医総管を算定している ■ 対象の患者に、ひと月に 4 回以上、往診あるいは訪問診療を行なった場合
点数	初回の場合　800 点 2 回目以降の場合　300 点
算定の単位	月 1 回

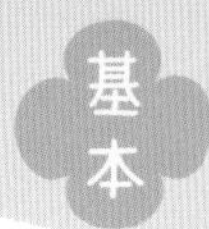

単一建物診療患者数

考えかたと関係する点数を整理しよう

C002 在宅時医学総合管理料／ C002-2 施設入居時等医学総合管理料

POINT

- ✓ **単一建物診療患者数は、ひと月で考える。同一患家と同一建物居住者は日ごとで考える。**
- ✓ **訪問回数が月 1 回の人も 2 回以上の人も合計してカウントする。**
- ✓ **在医総管では、施医総管にはない数えかたのルールがある。**

Lesson5 で、また、同じ建物に住んでいる患者について、新しい考えかたが出てきました。これも算定にとても重要なところです。それぞれで、どこが違うのか、どの点数に影響するのかを、しっかり知っておきましょう。

1 ―「単一建物診療患者数」の意味

単一建物診療患者数とは、「同じ建物に住んでいる人のなかで、**その月に**在医総管または施医総管を算定する患者が何人いるか」です。同一建物居住者は「**同じ日に訪問診療**を行なった患者がその建物にいるか」でしたね。この違いはしっかりわかるようにしてください。

2 ― 数えかたのルール

◆ 施医総管の場合

老人ホームの場合で見てみましょう。

ひとつのホームに、当院が今月訪問診療している患者が 1 人なら、「1 人」で算定します。

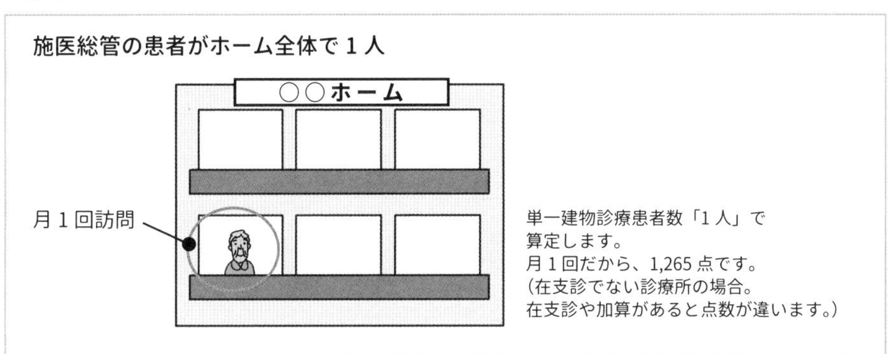

施医総管の患者がホーム全体で 1 人
○○ホーム
月 1 回訪問
単一建物診療患者数「1 人」で
算定します。
月 1 回だから、1,265 点です。
(在支診でない診療所の場合。
在支診や加算があると点数が違います。)

ひとつのホームに、当院が訪問診療している患者が 2 人いたら、「2 〜 9 人」です。3 人いても、4 人いても同じ「2 〜 9 人」ですね。月 1 回訪問の人も、月 2 回の人も、重症度が高い人も、その月にその建物で訪問診療する人全員を「単一建物診療患者数」に数えます。

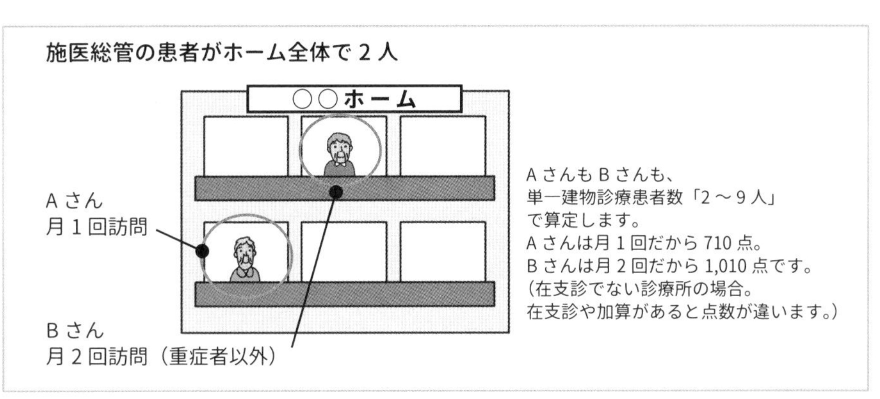

施医総管の患者がホーム全体で 2 人
○○ホーム
A さん
月 1 回訪問
B さん
月 2 回訪問（重症者以外）
A さんも B さんも、
単一建物診療患者数「2 〜 9 人」
で算定します。
A さんは月 1 回だから 710 点。
B さんは月 2 回だから 1,010 点です。
(在支診でない診療所の場合。
在支診や加算があると点数が違います。)

◆ 在医総管で、建物に１人の場合

まず、当院が今月訪問診療を行なう患者が、一戸建ての家に１人とか、一棟のマンションに１人なら、「１人」で算定します。ここまでは施医総管と同じです。

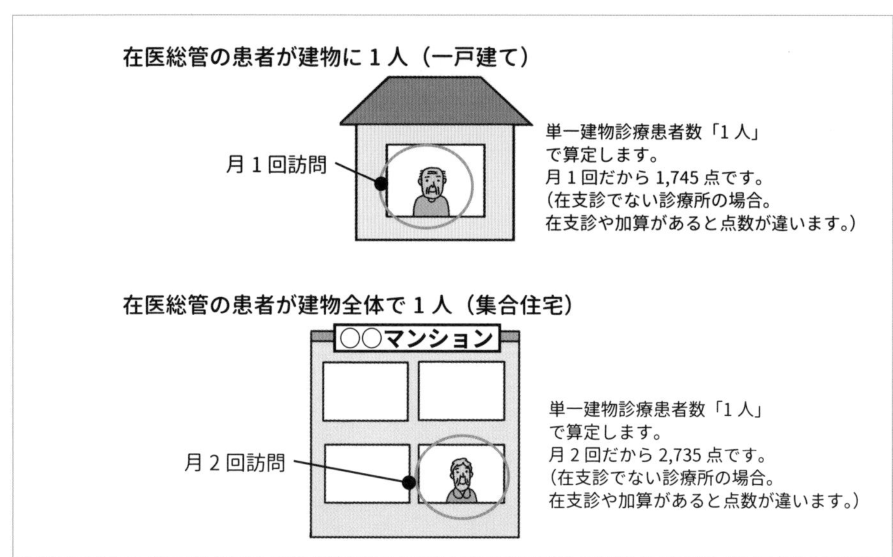
在医総管の患者が建物に１人（一戸建て）
月１回訪問
単一建物診療患者数「1 人」
で算定します。
月 1 回だから 1,745 点です。
（在支診でない診療所の場合。
在支診や加算があると点数が違います。）
在医総管の患者が建物全体で１人（集合住宅）
○○マンション
月２回訪問
単一建物診療患者数「1 人」
で算定します。
月 2 回だから 2,735 点です。
（在支診でない診療所の場合。
在支診や加算があると点数が違います。）

◆ 在医総管で、建物に複数人の場合

次に、マンションやアパートの一棟に、訪問診療している患者が何人かいる場合を考えてみましょう。

先ほどの老人ホームと同じように数えればよいように思いますが、在医総管の数えかたには、施医総管にはなかったルールがあります。

- 一棟が 19 戸までで、患者が 2 人以下なら、2 人とも単一建物診療患者数「1 人」とする
- 一棟の戸数のうち、在医総管を算定する患者数が 10%以下なら、全員を単一建物診療患者数「1 人」とする

在医総管の患者が建物に 2 人（12 戸の集合住宅）

一棟が 19 戸までで、患者が 2 人以下なら、「1 人」で算定

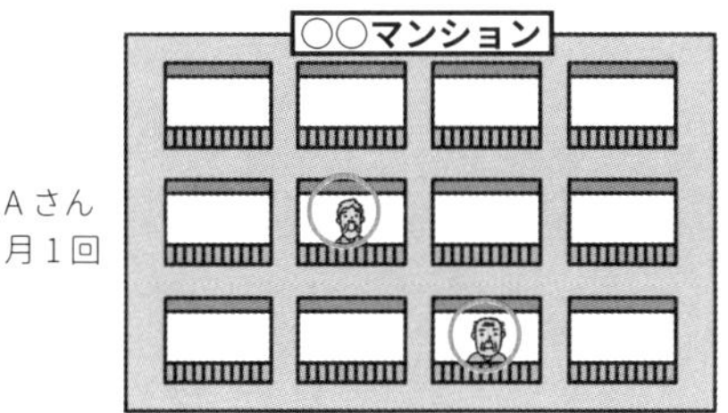

A さんも B さんも、単一建物診療患者数「1 人」で算定します。
A さんは月 1 回だから 1,745 点、B さんは月 2 回だから 2,735 点です。
（在支診でない診療所の場合。在支診や加算があると点数が違います。）

在医総管の患者が建物全体で 10 人（100 戸の集合住宅）

一棟の戸数のうち、在医総管を算定する患者数が 10%以下なら、全員「1 人」で算定

○○マンション

月 2 回、
ほかは
月 1 回

10 人とも、単一建物診療患者数「1 人」で算定します。
月 1 回の人は 1,745 点、月 2 回の人は 2,735 点です。
（在支診でない診療所の場合。在支診や加算があると点数が違います。）

3 — 同一患家と単一建物診療患者数

◆ 同一患家の患者が 2 人以上

✓ 同一患家では、2 人以上いても、単一建物診療患者数は 1 人ずつとみなします。つまり、在医総管を全員「1 人」で算定します。

✓ 同一患家の 2 人目以降は、訪問診療料は算定せず、基本診療料だけ（と診療内容に応じた点数）を算定します。

在医総管の患者が同一患家に 2 人

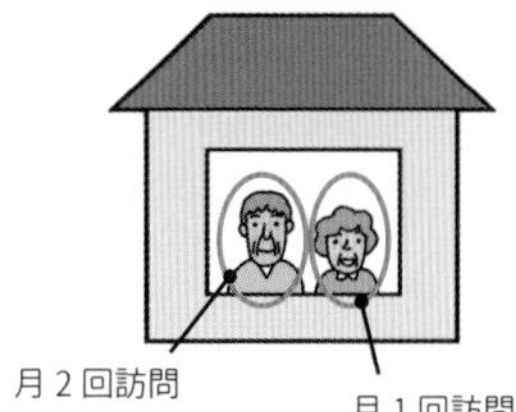

ある月の、1 日に A さんと B さんに訪問、15 日に A さんに訪問した。

	1 日	15 日
A さん	訪問	訪問
B さん	訪問	（なし）

同一患家に 2 人以上いる場合は、

- 同じ日の訪問で訪問診療料を算定できるのは、1 人だけです。
- 単一建物診療患者数は「1 人」、全員分カウントします。
（→在医総管は全員分を「1 人」で算定。）

	1 日	15 日	在医総管
A さん	訪問診療料（888 点）	訪問診療料（888 点）	月 2 回「1 人」（2,735 点）
B さん	再診料（＋外来管理料など）	（診察なし）	月 1 回「1 人」（1,745 点） レセプトに「同一患家 2 人目」

（表中の点数は、在支診でない診療所の場合。在支診や加算があると点数が違います。）

B さんのレセプトを見ると、算定に上がる点数だけの情報からでは訪問診療に行っていないのに在医総管を算定しているように見えるので、「同一患家 2 人目」と記載しておきます。

◆ 同一患家の患者２人以上の世帯があり、同じ建物に単一建物診療患者がいる場合の施医総管

✓ 同一患家に２人以上いる場合も、同じ建物のなかに、訪問診療をしている別の世帯もいる場合、同一患家の人数を単一建物診療患者数からは外さずに数えます。つまり、下のイラストの場合は施医総管を全員「２～９人」で算定します。

✓ 訪問診療料は、「同一建物居住者」で算定します。

✓ 同一患家の２人目以降は訪問診療料を算定せず、基本診療料だけ（と診療内容に応じた点数）を算定します。

施医総管の患者が同一建物に４人で、うち２人が同一患家

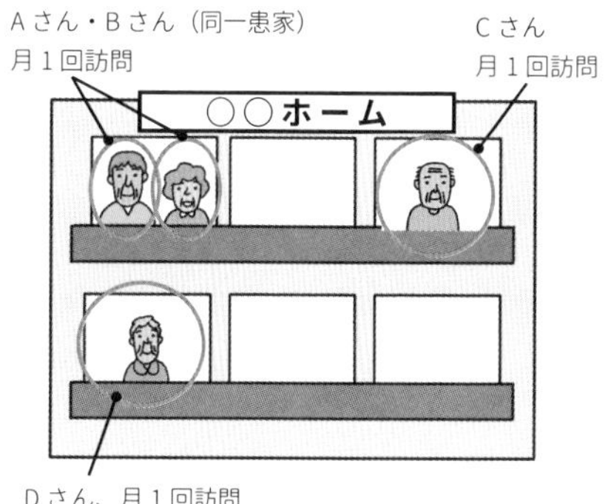

AさんとBさんが同一患家。
別々の世帯のCさんにも
訪問診療を行なっている。
ある月の15日に、
AさんとBさんとCさんとDさんに訪問した。

	15日
Aさん	訪問
Bさん	訪問
Cさん	訪問
Dさん	訪問

同じ建物の居住者に同じ日に訪問するので、訪問診療料は、「同一建物居住者」の213点です。
そして、これまで学んだとおり、同一患家の２人目以降は、訪問診療料を算定しません。
施医総管は、この月の単一建物診療患者数が４人なので、全員「２～９人」で算定します。

	15日	施医総管
Aさん	訪問診療料（213点）	月１回「２～９人」（710点）
Bさん	再診料（＋外来管理料など）	月１回「２～９人」（710点）「同一患家２人目」と記載
Cさん	訪問診療料（213点）	月１回「２～９人」（710点）
Dさん	訪問診療料（213点）	月１回「２～９人」（710点）

（表中の点数は、在支診でない診療所の場合。在支診や加算があると点数が違います。）

4 — レセプト記載

- ✓ 単一建物診療患者が２人以上の場合は、摘要欄にその人数を記載します。在宅用の電カルだと、自動的に単一建物患者数も自動的に入力されるようになってきていますが、一般的な電カルでは事務スタッフが数えて手入力しなければなりません。
- ✓ ユニット数が３以下のグループホーム ▶ Lesson5・10 の場合は、「ユニットごとに施医総管を算定する人数を単一建物診療患者の人数とみなすグループホーム」と記載したうえで、人数を記載します。
- ✓ 同一患家で２人以上の場合は、「同一患家２人目」と必ず記載します。訪問診療料の算定がないのに在医総管が算定されているため、そのままでは矛盾しているからです。この記載が漏れると、確実に在医総管の分は減点されると思っておきましょう。
- ✓ 在医総管と施医総管は、月の訪問回数が同じだと、建物内の全員が同じ点数になりますが、加算はそれぞれの患者ごとです。ひとりひとりで、加算の算定を忘れずに！

5 — 算定するときに考えること

少しややこしくなってきたと思いますので、おさらいしましょう。往診料、訪問診療料、在医総管、施医総管で、それぞれチェックポイントをまとめました。

◆ 往診料を算定するときのチェックポイント

✓ **同じ日に、同一患家**の、もう 1 人以上に往診をしていないか。

▶同日、同一患家の 2 人以上に往診していたら往診料は 1 人分だけ。2 人目からは基本診療料（と外来管理加算など）だけを算定します。

◆ 訪問診療料を算定するときのチェックポイント

✓ **同じ日に、同一患家**の、もう 1 人以上に訪問診療をしていないか。

▶同日、同一患家の 2 人以上に訪問していたら訪問診療料は 1 人分だけ。1 人目は「同一建物居住者以外」の 888 点で算定。2 人目からは基本診療料（と外来管理加算など）だけを算定します。

✓ **同じ日に、同一建物居住者**の、もう 1 人以上に訪問診療をしていないか。

▶同日、同一建物居住者の 2 人以上に訪問していたら、その建物全員の訪問診療料を「同一建物居住者」の 213 点で算定します。

◆ 在医総管を算定するときのチェックポイント

✓ **同じ建物内で、その月に訪問診療**している人が何人いるか。2 人以上いる場合、建物全体の戸数が何戸で、人数が何人か。

▶一棟が 19 戸までで患者が 2 人以下、または、一棟の戸数のうち患者数が 10%以下なら、全員「1 人」で算定します。患者数がそれ以上の場合だけ、「2 ～ 9 人」などで算定します。

✓ **同じ月の、同一患家**の在医総管は、全員「1 人」で算定できる。

◆ **施医総管を算定するときのチェックポイント**

✓ **同じ建物内で、その月に訪問診療**している人が何人いるか。

▶患者数によって「1 人」「2 ～ 9 人」「10 ～ 19 人」「20 ～ 49 人」「50 人以上」で算定します。

✓ **訪問先の施設の種類**はどれか。

▶次の Lesson5・10 を参照してください。

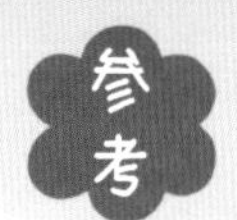

おもな「施設」の種類

高齢者の住宅～福祉施設～保健施設

在宅医療の対象は、自宅や施設で療養をしている患者です。しかし施設のなかでも、医師配置義務がある施設は、原則は往診や訪問診療の対象になりません。施設の種類によって、算定できる点数とできない点数もあります。

1 ― 施設の種類

施医総管▶Lesson5・03の対象になる施設のうち、施設数が多く、一般の診療所でも往診や訪問診療の依頼がある可能性が高いものを中心に、それぞれ簡単に説明します。

◆ サービス付き高齢者向け住宅

サービス付き高齢者向け住宅とは、制度上は細かい定義があるのですが、バリアフリーの賃貸住宅に生活支援サービスがついているところだと考えればよいでしょう。要介護認定のない人も住めます。

施医総管を算定しますが、「住宅」という名前のとおり、施設のなかでも、最も自宅に近い性格の施設です。ですから、自宅への往診や訪問で算定できる点数は、サービス付き高齢者向け住宅でも同様に算定できます。

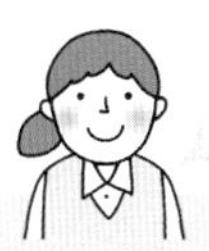

ちょっと補足

少しむずかしい話になりますが、有料老人ホームのなかでも「特定施設」の指定を受けている施設は、介護保険の「生活介護」を施設職員が提供できます。「特定施設」の指定がある施設の場合は、在宅がん医療総合診療料を算定できません。

◆ 有料老人ホーム

高齢者向けの居住施設で、基本はサービス付き高齢者向け住宅に近い施設です。往診や訪問診療先が有料老人ホームの場合、そこが「特定施設」の指定を受けている

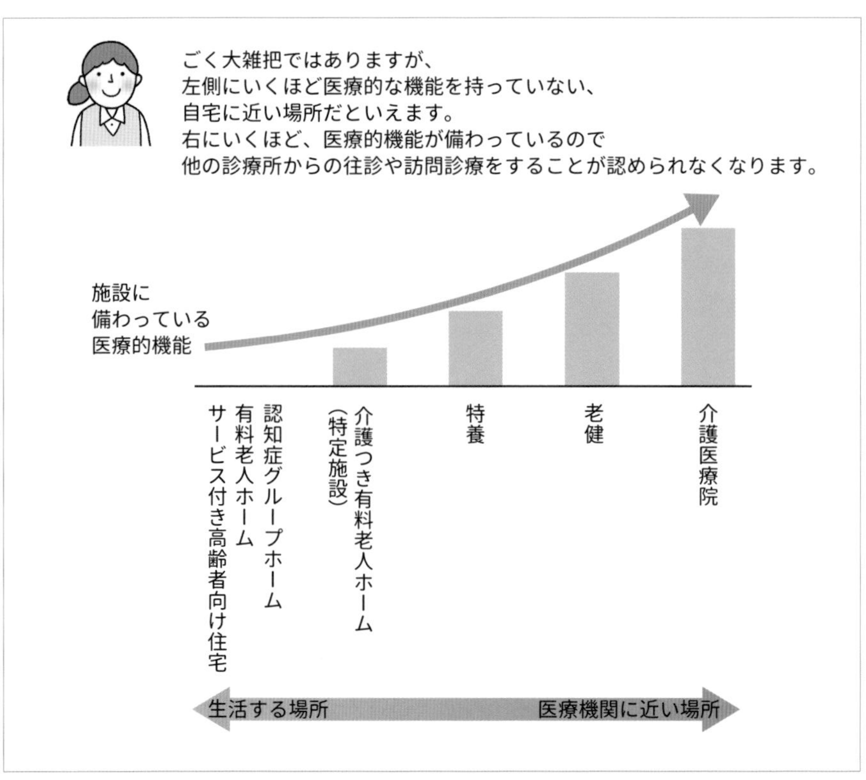
ごく大雑把ではありますが、
左側にいくほど医療的な機能を持っていない、
自宅に近い場所だといえます。
右にいくほど、医療的機能が備わっているので
他の診療所からの往診や訪問診療をすることが認められなくなります。
施設に
備わっている
医療的機能
サービス付き高齢者向け住宅
有料老人ホーム
認知症グループホーム
介護つき有料老人ホーム
(特定施設)
特養
老健
介護医療院
生活する場所
医療機関に近い場所

かどうかで、算定できる点数が違う場合があります。

◆ 認知症グループホーム

正式には、認知症対応型共同生活介護事業所といいます。介護の必要な認知症高齢者が生活をする施設です。ユニットという単位があり、少人数（9人までと決まっています）が同じ空間で生活します。

医師も看護師も配置されておらず、往診や訪問診療では自宅と同様の点数を算定できます。

ひとつの居住単位に世帯が違う人が集まっていますが、玄関がひとつで同一患家になる形が多いです。

◆ 特養

特別養護老人ホームを略して特養といいます。「介護老人福祉施設」という名前で呼ばれることもあり、同じものです。医師配置義務がある施設なのですが、患者の状態や日数などによって、往診料・訪問診療料・施医総管を算定できるケースがあります。

また、特養に配置されている医師は、その特養入居者への往診料や訪問診療料は算定できません。

◆ 老健

正式には、介護老人保健施設といいます。病状は安定しているけれど、まだ医療を提供する必要性がある患者が、在宅復帰を目指す間を過ごす施設です。

常勤医が配置されているので、基本的には、往診や訪問診療の対象ではありません。算定できる例外はありますが、その機会はあまりないでしょう。

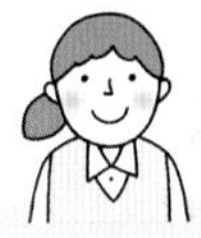

ちょっと補足

認知症グループホームの単一建物診療患者数

認知症グループホームでは、老人ホームなど他の居住施設とは、単一建物診療患者数の数えかたが違います。他の居住施設では建物ごとに数えますが、認知症グループホームは「ユニット」ごとに数えます。

「ユニット」とは、少人数（9人まで）ずつが集まった単位です。認知症グループホームでは入居者がこのユニットに分かれ、同じユニットの入居者どうしが一緒の生活空間で暮らします。

たとえば、ひとつの建物にユニットが3つ、1ユニット9人の認知症グループホームの場合、27人全員に施医総管を算定する場合、27人ではなく、9人＋9人＋9人と数えます。全員に「2～9人」を算定できるということです。

ユニットごとに数えるのは、ユニットが3つまでのホームの場合に限られていますが、認知症グループホームは3ユニット（27人定員）としている施設が大半ですので、「ユニットごとに数えるのが基本」と考えましょう。

◆ 介護医療院

施設のなかでは、最も病院に近い機能があります。これも老健と同じく、条件によっては往診料などの算定が認められる場合もありますが、あまりないと思われます。

介護医療院は、病院と介護施設との中間的な役割で、要介護高齢者が在宅復帰するための支援を提供する施設です。医師が配置されているので、基本的に往診や訪問診療の対象外です。

2 ― 点数の扱いの違い

医師が配置されていない施設でも、算定できない点数があったり、医師配置義務のある施設でも条件によって算定できる場合もあります。最初からあまり深くまで理解しなくても構いません。施医総管を算定する施設の種類が増えてきたら、勉強してみましょう。

	往診	訪問診療料	施医総管	在宅がん医療総合診療料
サービス付き高齢者向け住宅	○	○	○	○
有料老人ホーム	○	○	○	○
グループホーム	○	○	○	○
介護つき有料老人ホーム（特定施設）	○	○	○	×
特養	△ 外部医師の往診の必要性があり、配置医師または特養管理者からの要請があった場合だけ算定できる	△ 死亡日からさかのぼって30日以内の患者と、末期がんの患者だけ算定できる	△ 死亡日からさかのぼって30日以内の患者と、末期がんの患者だけ算定できる	×

○ ＝ 算定できる

× ＝ 算定できない

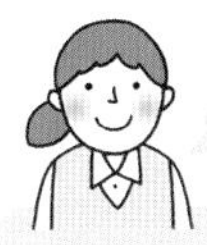

ちょっと補足

ショートステイ先への訪問診療

医師が配置されていない施設でのショートステイ（短期入所生活介護の宿泊サービス）利用中は、自宅扱いとなり、条件を満たせば訪問診療が認められています。

具体的には、看多機（看護小規模多機能型居宅介護。複合型サービスともいいます）または小多機（小規模多機能型居宅介護）のショートステイ利用中の訪問診療です。ショートステイを開始前30日以内に、自宅への訪問診療に行っている医師なら、ショートステイ利用開始後30日だけは訪問診療料を算定可です（末期の悪性腫瘍患者は例外的に、ショートステイ利用開始後30日以降も訪問診療可能）。

さらに、退院後直接ショートステイ利用する場合に限り、サービス開始前30日以内の訪問診療がなくても、例外的に訪問診療料の算定が認められます。

名前は同じショートステイでも、サービスを提供する母体によっては訪問診療は認められないため、注意してください。Lesson1・02のとおり、医師が配置されている施設では、他の医師が訪問診療に行くことはできません。特養でのショートステイは、前ページの表のような、特養で算定できる点数・できない点数が適用です。

ちなみに、看多機・小多機のサービス利用者でも、在宅医療の対象はショートステイ（宿泊サービス）の利用日だけであり、通いのデイケア利用中に訪問診療を組み込むことなどは不可です。

Lesson 6

指示書の点数と書きかた

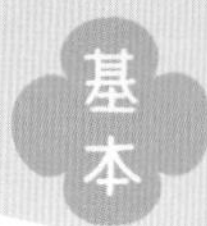

指示書作成の点数

何を発行したときに算定できるかを知ろう

C007 訪問看護指示料／ C005-2 在宅患者訪問点滴注射管理指導料

POINT

- ✓ **訪問看護ステーションから訪問看護をするには、主治医が指示書を交付しなければならない。**
- ✓ **指示書を交付したときに、診療所は指示料を算定する。**
- ✓ **薬局から服薬指導に行く場合にも、主治医の指示書が必要。**
- ✓ **介護保険のための書類もある。**

1 ― 訪問看護の指示書

訪問看護の提供には、主治医による指示が必要です。主治医と同じ医療機関の看護師が訪問する場合は、指示内容をカルテに記載すればよいのですが、訪問看護ステーションから訪問看護に行くには、**訪問看護指示書**の交付が必要になります。

ほかにも、**特別訪問看護指示書**、**在宅患者訪問点滴注射指示書**という書類もあります。これらがないと、訪問看護ステーションの看護師は、必要な訪問看護を提供することができません。

これらを発行したときに、診療所は指示料を算定します。指示書を発行することに対する点数算定とレセプト記載の方法を Lesson6・02 ～ 03 で説明します。

2 — 薬局への指示書

薬剤師が患者宅に訪問して服薬指導をすることを、訪問服薬指導といいます（訪問服薬支援などともいいます）。訪問看護と同様に、訪問服薬指導も医師の指示が必要です。これは、指示書の形式でもいいですし、処方箋に訪問してほしい旨を記載することでも指示とみなすことができます。

訪問看護指示書とは違って、薬局などに訪問服薬指導の指示を出しても、診療所側は点数を算定できません。

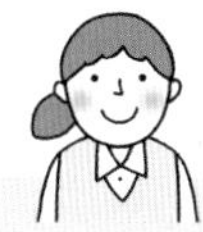

ちょっと補足

他の医療機関等に所属するリハビリ専門職に、訪問リハビリを依頼するときも、訪問看護や薬局と同様に指示書が必要です。

3 — 介護保険を使うための書類

◆ 介護主治医意見書

自院で診てきた患者が介護保険を利用する状況になると、主治医として、介護主治医意見書を求められます。意見書を作成したら、作成料を保険者にレセプト請求できますので、忘れずに請求しましょう。Lesson6・04 で説明します。

◆ 居宅療養管理指導書

介護保険の居宅計画サービス（ケアプラン）作成に必要な情報提供、利用者やその家族に対する介護サービス利用上の留意点や、介護の方法についてアドバイスを記す書類です。

この指導書を交付したときに、居宅療養管理指導費を請求できます。この請求先は介護保険ですので、本書では請求方法の詳細は割愛します。

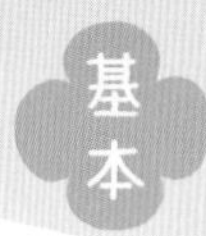

訪問看護指示料と特別訪問看護指示加算

訪問看護ステーションへの指示書の点数を算定できるようになろう

C007 訪問看護指示料

POINT

- ✓ **訪問看護指示書（週3回までの訪問）を交付したときに算定する。**
- ✓ **何回交付しても指示料の算定は月1回。**
- ✓ **週4回以上訪問看護が必要なときは特別訪問看護指示書。それを交付したときに加算がある。**

1 — この点数の意味

Lesson6・01のとおり、訪問看護ステーションから看護師が訪問看護を行なうには、医師の指示が必要です。指示書が交付されて、初めて訪問看護に行くことができるのです。

医師が、診療に基づいて訪問看護が必要だと認め、**訪問看護指示書** ▶Lesson6・04 を発行することに対する点数が**訪問看護指示料**です。患者ひとりにつき、月1回、300点を算定できます。

> **説明 1**
>
> 暦週とは、日曜日を週の始まり、土曜日を週の終わりとする数えかたです。
>
> 「月1回」が「1日（ついたち）から月末までで1回」と数えるのと同様に、「週1回」は、「今日から7日間で1回」ではなく「日～土の間で1回」です。

2 — 特別訪問看護指示加算

訪問看護指示書では、週（暦週（れきしゅう） ▶説明1）に3回までの訪問看護を指示できます。しかし、患者の状態が悪化した場合など、週3回の訪問看護では足りない状況もあります。

そのように、一時的に週4回以上の訪問看護が必要と主治医が判断した場合、**特別訪問看護指示書** ▶ Lesson6・04 を交付することで、その期間だけ週4回以上の訪問看護が可能になります。

この、特別訪問看護指示書を交付したときに、**特別訪問看護指示加算**があり、100点を加算できます。

特別訪問看護指示は、原則はひと月に1回だけです。訪問看護指示料への加算ですので、訪問看護指示書がないのに特別訪問看護指示書だけが出ることは、ありません。

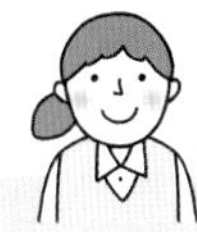

ちょっと補足

例外的に、以下の状態の患者に対しては、特別訪問看護指示書を月2回出せます。

- 気管カニューレを使用している
- 真皮を越える褥瘡がある

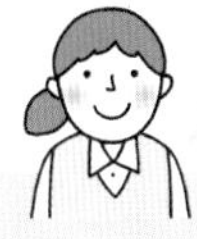

ちょっと補足

訪問看護指示料の加算には、衛生材料等提供加算（80点、月1回だけ）、手順書加算（150点、6月に1回だけ）もあります。

衛生材料等提供加算は、衛生材料や医療材料を支給した場合の加算です。ただし、在医総管・施医総管とは併算定できません。

手順書加算とは、訪問看護で専門の管理を必要とすると定められた特定行為について、主治医が必要性を認め、手順書を交付した場合が加算の対象です。手順書の発行先は、患者が選定する訪問看護ステーション等の看護師であり、特定行為研修を修了していることが必要です。

3 ― 算定の要件

◆ 訪問看護指示料

要件	▪ 訪問看護の必要性を認め、患者の主治医が訪問看護指示書を交付した ▪ 患者の同意を得ている ▪ 患者の選ぶ訪問看護ステーションに交付した ▪ 指示書の写しをカルテに添付する ▪ 訪問看護ステーションから相談があった場合は丁寧に対応する
点数	300点
回数上限	月1回

訪問看護指示書の書きかたは、Lesson6・04で紹介します。

◆ 特別訪問看護指示加算

要件	■ 週 4 回以上の訪問看護の必要性を認め、患者の主治医が特別訪問看護指示書を交付した ■ 患者の同意を得ている
点数	100 点
回数上限	月 1 回

特別訪問看護指示書も、Lesson6・04 で紹介します。

4 ― レセプト記載

◆ 訪問看護指示料

✓ 摘要欄に、算定日を記載します。

◆ 特別訪問看護指示加算

✓ 摘要欄に、算定日を記載します。

✓ 週 4 回以上の訪問看護が必要と判断した理由を記載します。「急性増悪」「終末期」「退院直後」を選択するか、または、「その他具体的理由」を記載します。

✓ 週 4 回以上の指示後に、患者が入院したなどで結果的に 3 回以下の訪問になった場合も加算の算定は可能です。

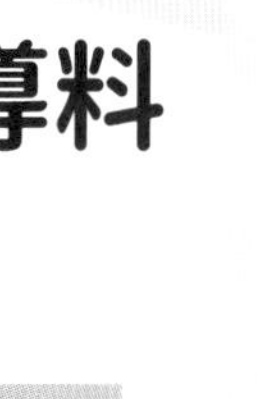

在宅患者訪問点滴注射管理指導料

訪問点滴の指示の点数を算定できるようになろう

C005-2 在宅患者訪問点滴注射管理指導料

POINT

- ✓ ３日以上の点滴指示書を発行して、訪問看護師によって点滴が実施された３日目に算定。
- ✓ ３日以上の指示を出して２日までの実施になった場合は、指示料は算定できないが、薬剤料は算定できる。
- ✓ 指示書を発行しただけでは算定できない。

1 ― 点滴指示とは

訪問看護を受けている患者のうち、週３回以上の点滴注射が必要と主治医が判断したとき、主治医から訪問看護師に点滴の指示が出されます。この指示のための書類を、**在宅患者訪問点滴注射指示書** ▶ Lesson6・04 といいます。

この点滴指示書をもとに、訪問看護師により週３日点滴注射が実施されたときに、**在宅患者訪問点滴注射管理指導料**として３日目に100点を算定できます。

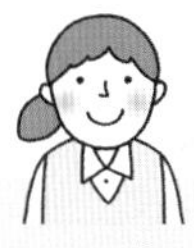

ちょっと補足

書類は「在宅患者訪問点滴注射指示書」、点数は「在宅患者訪問点滴注射管理指導料」が正式ですが、現場では略して「点滴指示書」「点滴指導料（点滴指示料）」ということが多いです。

点滴指導料は、指導料であって文書料ではありません。点滴をした実績がなければ、文書を出しただけでは算定できないことに注意してください。

2 ― 算定の要件

要件	■ 医師が週３日以上の点滴注射の必要性を認め、看護師が週３日以上点滴注射を実施した場合に、３日目に算定する。点滴を医師が行なった場合は、この数に含まない。 ■ 指示日数が２日以下の場合は算定しない。 ■ 指導料に、注射実施料、ルートの材料代が含まれる（併算定できない）。 ■ 薬剤料は別に算定できる。 ■ 患者の入院などで３日分実施されなかった場合は指導料を算定せず、薬剤料だけ算定できる。
点数	100 点
回数上限	週１回

点滴指示を出すときは、薬剤を当院の在庫から提供して薬剤料を算定してもよいですし、薬局に頼んで院外処方とすることも可能です。院外処方のときは薬剤料は算定せず、在宅患者訪問点滴注射管理指導料だけ算定します。

◆ **留意点**

✓ 点滴指導料は、7 日のうち 3 日以上実施された場合の 3 日目に算定できます。3 回以上実施の指示を出しても、患者が入院したなどで結果的に 2 回までの実施になった場合は指導料を算定できません。この場合、薬剤料だけ算定できます。

3 ― レセプト記載

✓ 摘要欄に、点滴を実施した日付を記載します。

✓ 点滴の薬剤を院内処方するときは、薬剤料は注射の欄の「(33) その他」で算定します。摘要欄に 訪点 と記します。3 日以上の点滴指示を出したが、結果的に 2 日までの実施になった場合の薬剤料は、「(14) 在宅」で算定します。

点滴指示書は、訪問看護指示書または特別訪問看護指示書とあわせて指示できる様式になっています。書きかたは、Lesson6・04 で紹介します。

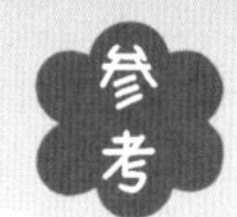

指示書の書きかた

主治医意見書と訪問看護・訪問点滴指示書

1 ― 介護主治医意見書

◆ 介護主治医意見書

40 歳になると全員が介護保険料を支払うようになりますが、医療保険とは違い、保険料を支払っているからといって全員が介護保険を利用できるわけではありません。介護保険は、要介護認定されなければ、利用の対象者にはなれないのです。

要介護認定を行なうのは市町村なのですが、その際の資料として用いられるのが介護主治医意見書です。

次のページで、様式を紹介します。

◆ 意見書作成料の請求

介護主治医意見書を作成した場合、作成費用を国保連合に請求します。請求方法は各国保連合の情報を確認してください。

	在宅	施設
新規申請	5,000 円＋消費税	4,000 円＋消費税
継続申請	4,000 円＋消費税	3,000 円＋消費税

表面

主治医意見書

記入日 令和　年　月　日

申請者	(ふりがな) 明・大・昭　年　月　日生(　歳)	男・女	〒　－ 連絡先　(　)

上記の申請者に関する意見は以下の通りです。

主治医として、本意見書が介護サービス計画作成等に利用されることに　□同意する。　□同意しない。

医師氏名
医療機関名
医療機関所在地

電話　(　)
FAX　(　)

(1) 最終診察日	令和　年　月　日
(2) 意見書作成回数	□初回　□2回目以上
(3) 他科受診の有無	□有　□無 (有の場合)→□内科 □精神科 □外科 □整形外科 □脳神経外科 □皮膚科 □泌尿器科 □婦人科 □眼科 □耳鼻咽喉科 □リハビリテーション科 □歯科 □その他(　)

1．傷病に関する意見

(1) 診断名(特定疾病または生活機能低下の直接の原因となっている傷病名については1．に記入)及び発症年月日

1.　発症年月日　(昭和・平成・令和　年　月　日頃)
2.　発症年月日　(昭和・平成・令和　年　月　日頃)
3.　発症年月日　(昭和・平成・令和　年　月　日頃)

(2) 症状としての安定性　□安定　□不安定　□不明

(「不安定」とした場合、具体的な状況を記入)

(3) 生活機能低下の直接の原因となっている傷病または特定疾病の経過及び投薬内容を含む治療内容

(最近(概ね6ヶ月以内)介護に影響のあったもの 及び 特定疾病についてはその診断の根拠等について記入)

2．特別な医療(過去14日間以内に受けた医療のすべてにチェック)

処置内容	□点滴の管理 □中心静脈栄養 □透析 □ストーマの処置 □酸素療法 □レスピレーター □気管切開の処置 □疼痛の看護 □経管栄養
特別な対応	□モニター測定(血圧、心拍、酸素飽和度等) □褥瘡の処置
失禁への対応	□カテーテル(コンドームカテーテル、留置カテーテル 等)

3．心身の状態に関する意見

(1) 日常生活の自立度等について

・障害高齢者の日常生活自立度(寝たきり度)　□自立 □J1 □J2 □A1 □A2 □B1 □B2 □C1 □C2
・認知症高齢者の日常生活自立度　□自立 □Ⅰ □Ⅱa □Ⅱb □Ⅲa □Ⅲb □Ⅳ □M

(2) 認知症の中核症状(認知症以外の疾患で同様の症状を認める場合を含む)

・短期記憶　□問題なし　□問題あり
・日常の意思決定を行うための認知能力　□自立　□いくらか困難　□見守りが必要　□判断できない
・自分の意思の伝達能力　□伝えられる　□いくらか困難　□具体的要求に限られる　□伝えられない

(3) 認知症の行動・心理症状(BPSD)　(該当する項目全てチェック：認知症以外の疾患で同様の症状を認める場合を含む)

□無　□有 → {□幻視・幻聴 □妄想 □昼夜逆転 □暴言 □暴行 □介護への抵抗 □徘徊
□火の不始末 □不潔行為 □異食行動 □性的問題行動 □その他(　)}

(4) その他の精神・神経症状

□無　□有 → 症状名：

〔専門医受診の有無 □有 (　科) □無〕

認定の有効期間が、新規または変更申請の場合は原則6か月で、更新申請の場合は原則12か月です。有効期間を過ぎると介護サービスが利用できないので、有効期間満了までに認定の更新申請が必要になります。

裏面

(5) 身体の状態
利き腕 (□右 □左) 身長＝[ ] cm 体重＝[ ] kg (過去6ヶ月の体重の変化 □ 増加 □ 維持 □減少)
□四肢欠損 (部位：＿＿＿＿＿＿＿＿＿＿)
□麻痺 □右上肢 (程度：□軽 □中 □重) □左上肢 (程度：□軽 □中 □重)
□右下肢 (程度：□軽 □中 □重) □左下肢 (程度：□軽 □中 □重)
□その他 (部位： 程度：□軽 □中 □重)
□筋力の低下 (部位：＿＿＿＿＿＿＿＿＿＿ 程度：□軽 □中 □重)
□関節の拘縮 (部位：＿＿＿＿＿＿＿＿＿＿ 程度：□軽 □中 □重)
□関節の痛み (部位：＿＿＿＿＿＿＿＿＿＿ 程度：□軽 □中 □重)
□失調・不随意運動 ・上肢 □右 □左 ・下肢 □右 □左 ・体幹 □右 □左
□褥瘡 (部位：＿＿＿＿＿＿＿＿＿＿ 程度：□軽 □中 □重)
□その他の皮膚疾患 (部位：＿＿＿＿＿＿＿＿＿＿ 程度：□軽 □中 □重)

4. 生活機能とサービスに関する意見

(1) 移動
屋外歩行 □自立 □介助があればしている □していない
車いすの使用 □用いていない □主に自分で操作している □主に他人が操作している
歩行補助具・装具の使用(複数選択可) □用いていない □屋外で使用 □屋内で使用

(2) 栄養・食生活
食事行為 □自立ないし何とか自分で食べられる □全面介助
現在の栄養状態 □良好 □不良
→ 栄養・食生活上の留意点 ( )

(3) 現在あるかまたは今後発生の可能性の高い状態とその対処方針
□尿失禁 □転倒・骨折 □移動能力の低下 □褥瘡 □心肺機能の低下 □閉じこもり □意欲低下 □徘徊
□低栄養 □摂食・嚥下機能低下 □脱水 □易感染性 □がん等による疼痛 □その他 ( )
→ 対処方針 ( )

(4) サービス利用による生活機能の維持・改善の見通し
□期待できる □期待できない □不明

(5) 医学的管理の必要性 (特に必要性の高いものには下線を引いて下さい。予防給付により提供されるサービスを含みます。)
□訪問診療 □訪問看護 □訪問歯科診療 □訪問薬剤管理指導
□訪問リハビリテーション □短期入所療養介護 □訪問歯科衛生指導 □訪問栄養食事指導
□通所リハビリテーション □老人保健施設 □介護医療院 □その他の医療系サービス( )
□特記すべき項目なし

(6) サービス提供時における医学的観点からの留意事項 (該当するものを選択するとともに、具体的に記載)
□血圧 ( ) □摂食 ( ) □嚥下 ( )
□移動 ( ) □運動 ( ) □その他 ( )
□特記すべき項目なし

(7) 感染症の有無 (有の場合は具体的に記入して下さい)
□無 □有 ( ) □不明

5. 特記すべき事項
要介護認定及び介護サービス計画作成時に必要な医学的なご意見等を見守りに影響を及ぼす疾病の状況等の留意点を含め記載して下さい。特に、介護に要する手間に影響を及ぼす事項について記載して下さい。なお、専門医等に別途意見を求めた場合はその内容、結果も記載して下さい。(情報提供書や障害者手帳の申請に用いる診断書等の写しを添付して頂いても結構です。)

2 ― 訪問看護指示書と点滴指示書

訪問看護指示書と点滴指示書は、同じ様式を使います。どちらの書類としての交付なのかを、いちばん上の指示書名をマルで囲んで指定します。1枚で訪問看護指示と点滴指示を同時に出しても構いません。

◆ 訪問看護指示書の記載

✓ 訪問看護の回数は、週に3回までです。

✓ 1か月を超えて指示を出す場合は、有効期間を記載します。ただし、有効期間は最長で6か月です。有効期間を1か月以内で出す場合は記載を略せます。

✓ 有効期間の開始日は、指示書の作成日と同じにします。

✓ 発行日が診療日でなくても構いません。

✓ 有効期間内でも、指示の内容が変更になると、そのつど新しい指示内容にして発行しなければなりません。病状が安定していないとたびたび発行することもありますが、ひとりの患者で何回発行しても、指示料の算定は月に1回だけです。

✓ 緊急時の連絡先が記載されていなければなりません。

◆ 訪問点滴指示書の記載

✓ 有効期間は指示日から7日間です（指示日が金曜日なら次週の木曜まで）。

✓ 有効期間の開始日は、指示書の作成日と同じにします。

訪問看護指示書と訪問点滴の指示書の様式例です。訪問看護の提供に必要な書類です。

訪問看護指示か、訪問点滴指示かを○で囲みます。

訪問看護指示の有効期間は、最長6か月です。

訪問点滴の有効期間は7日間です。

(別紙様式16)

訪問看護指示書
在宅患者訪問点滴注射指示書

※該当する指示書を○で囲むこと

訪問看護指示期間 (　　年　月　日 ～　　年　月　日)
点滴注射指示期間 (　　年　月　日 ～　　年　月　日)

患者氏名		生年月日　　年　　月　　日 (　　歳)
患者住所	電話 (　　)　　－	
主たる傷病名	(1)　(2)　(3)	

現在の状況(該当項目に○等)		
	病状・治療状態	
	投与中の薬剤の用量・用法	1.　2. 3.　4. 5.　6.
	日常生活自立度 寝たきり度	J1　J2　A1　A2　B1　B2　C1　C2
	日常生活自立度 認知症の状況	I　IIa　IIb　IIIa　IIIb　IV　M
	要介護認定の状況	要支援 (1　2)　要介護 (1　2　3　4　5)
	褥瘡の深さ	DESIGN-R2020分類　D3　D4　D5　　NPUAP分類　III度　IV度
	装着・使用医療機器等	1. 自動腹膜灌流装置　2. 透析液供給装置　3. 酸素療法 (　　l／min) 4. 吸引器　5. 中心静脈栄養　6. 輸液ポンプ 7. 経管栄養 (経鼻・胃瘻：サイズ　、　日に1回交換) 8. 留置カテーテル (部位：　サイズ　、　日に1回交換) 9. 人工呼吸器 (陽圧式・陰圧式：設定　) 10. 気管カニューレ (サイズ　) 11. 人工肛門　12. 人工膀胱　13. その他 (　)

留意事項及び指示事項
I　療養生活指導上の留意事項

II　1. 理学療法士・作業療法士・言語聴覚士が行う訪問看護
　　1日あたり (　　) 分を週 (　　) 回
2. 褥瘡の処置等
3. 装着・使用医療機器等の操作援助・管理
4. その他

在宅患者訪問点滴注射に関する指示 (投与薬剤・投与量・投与方法等)

緊急時の連絡先
不在時の対応

特記すべき留意事項 (注：薬の相互作用・副作用についての留意点、薬物アレルギーの既往、定期巡回・随時対応型訪問介護看護及び複合型サービス利用時の留意事項等があれば記載して下さい。)

他の訪問看護ステーションへの指示
(無　有：指定訪問看護ステーション名　)
たんの吸引等実施のための訪問介護事業所への指示
(無　有：訪問介護事業所名　)

上記のとおり、指示いたします。

年　月　日

医療機関名
住　所
電　話
(FAX.)
医師氏名　　印

事業所　　殿

訪問点滴は、週1回 (指示期間7日以内) に限り、月に何回でも交付できます。

3 ― 特別訪問看護指示書

特別訪問看護指示書も点滴指示書と同時に出せます。訪問看護指示書の書式と同様に、上のところにマルをつけます。

◆ 特別訪問看護指示書の記載

✓ 基本的には特別訪問看護指示書だけが交付されることはありません。訪問看護指示書が発行されている患者で、急に状態が不安定になったりなどで週4回以上訪問看護が必要なときに交付されます。

✓ 発行日が診療日でなければなりません。

✓ 有効期間は、指示日から最長14日です。

✓ 発行できるのは月に1回だけです。ただし、気管カニューレを使用している人と、真皮を越える褥瘡がある人には、月2回まで交付が可能です。

特別訪問看護指示書の様式例です。原則、月に１回交付が可能です。

特別訪問看護指示か、点滴指示かを○で囲みます

訪問看護指示の有効期間は指示日から最長14日です。

訪問点滴の有効期間は７日間です。

（別紙様式18）

特別訪問看護指示書
在宅患者訪問点滴注射指示書

※該当する指示書を○で囲むこと

特別看護指示期間　（　　年　月　日　～　年　月　日）
点滴注射指示期間　（　　年　月　日　～　年　月　日）

患者氏名	生年月日　　年　月　日 （　歳）
病状・主訴： 一時的に訪問看護が頻回に必要な理由：	
留意事項及び指示事項（注：点滴注射薬の相互作用・副作用についての留意点があれば記載して下さい。）	
点滴注射指示内容（投与薬剤・投与量・投与方法等）	
緊急時の連絡先等	

上記のとおり、指示いたします。

年　月　日

医療機関名
電　　話
（FAX.）
医師氏名　　　　　　印

事業所　　　　　　殿

Lesson 7

その他の点数

Lesson 7 · 01

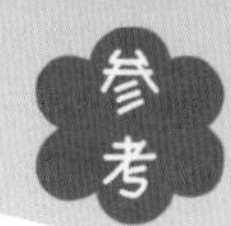

在宅がん医療総合診療料

点数は高いが、訪問看護の点数も包括される

C003 在宅がん医療総合診療料

1 — どんな点数か

在支診だけが算定できる点数で、算定には届出が必要です。

在宅療養をしているがんの末期の患者に、同意を得て、計画的な医学管理のもとに総合的な医療を提供した場合に算定します。訪問診療と訪問看護を合わせて週4日以上実施することが必要です。

在宅がん医療総合診療料を算定すると、ごく一部の点数以外は包括されて算定できません。訪問看護の費用も、この点数から支払うことになります。

2 — 要件

在宅療養しているがん末期の患者で、①〜③をすべて満たした場合が対象です。

① 訪問診療または訪問看護を合わせて週 4 日以上
② 訪問診療が週 1 回以上
③ 訪問看護が週 1 回以上

◆ 同時に算定できないもの

以下を除いて、すべて算定できません。

- 週 3 回以上の訪問診療を行なったうえで、患者等から依頼があって往診したときの往診料（週 2 回まで）
- 死亡診断加算、在宅ターミナルケア加算、看取り加算
- 小児加算、在宅医療 DX 情報活用加算、在宅医療情報連携加算
- 検体検査判断料（在宅がん総合診療料算定日の前日まで）
- 外来・在宅ベースアップ評価料

在宅がん医療総合診療料		
点数 (1 日につき)	処方箋を交付する	在支診 1,493 点 機能強化型在支診（病床なし）1,648 点 機能強化型在支診（病床あり）1,798 点
	処方箋を交付しない	在支診 1,685 点 機能強化型在支診（病床なし）1,850 点 機能強化型在支診（病床あり）2,000 点
	実績加算 2 では 75 点、実績加算 1 で 110 点、充実加算で 150 点を加算する	
算定の単位	1 週（日曜から土曜までの 7 日分を算定する）	

3 — 留意点

✓ 算定の単位が暦週（日曜日から土曜日まで）です。

✓ この管理料には、訪問看護ステーションによる訪問看護の費用も含まれます（診療所でこの管理料をとっていると、訪問看護ステーションからレセプト請求ができません)。ですから、訪問看護費を診療所から支払う必要があります。

✓ 訪問診療と訪問看護が同じ日の場合は、2 日ではなく、1 日として数えます。1 日に 2 回訪問看護を行なった場合なども、回数ではなく、1 日で数えます。▶補足

7

その他の点数

訪問の日数

	日	月	火	水	木	金	土
訪問診療		○			○		
訪問看護			○	○		○	

▶ 在宅がん医療総合診療料算定○

この場合、訪問診療は週２回、訪問看護が週３回、訪問診療と訪問看護を合わせて週５日です。①訪問診療または訪問看護を合わせて週４日以上 ②訪問診療が週１回以上 ③訪問看護が週１回以上 —— をすべて満たしているので、算定できます。

	日	月	火	水	木	金	土
訪問診療		○			○		
訪問看護		○			○		○

▶ 在宅がん医療総合診療料算定×

この場合も、訪問診療は週２回、訪問看護が週３回ですが、訪問診療と訪問看護を合わせると週３日で、算定の要件を満たしていません。

	日	月	火	水	木	金	土
訪問診療		○					
訪問看護			２回		２回		

▶ 在宅がん医療総合診療料算定×

訪問診療は週１回、訪問看護が週４回ですが、日数は計３日分で、この場合も算定の要件を満たしません。

Lesson 7・02

参考

連携医療機関との会議の点数

退院時共同指導料、連携指導料、緊急時カンファレンス料、外来在宅共同指導料

B004 退院時共同指導料 1 ／ C010 在宅患者連携指導料／ C011 在宅患者緊急時等カンファレンス料 ／ C015 在宅がん患者緊急時医療情報連携指導加算／ C014 外来在宅共同指導料

病院と在宅診療所とが、患者の診療について話し合ったり、指導を共同で実施することに対する点数があります。入院中の病院、診療所、退院後の生活をみる専門職等が関係します。

1 ― 退院時共同指導料

患者の入院中に、退院後の在宅療養について関係する医療者と患者・家族が集まって、退院後の生活について話し合うことを「退院時共同指導」といいます。

退院時共同指導を実施すると、今後の在宅医療を担う側が**退院時共同指導料 1**（900 点、在支診は 1,500 点）を算定できます。入院中を担当していた病院側も、退院時共同指導料 2（400 点）を算定できます。

入院中の病院側の医療職
（医師、または医師の指示を受けた看護師など）

退院後に在宅療養を担う側の医療職
（医師、または医師の指示を受けた看護師など）

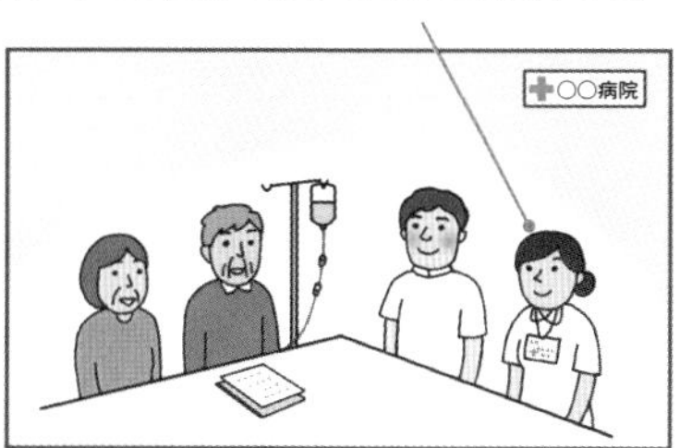

共同で説明を行なう

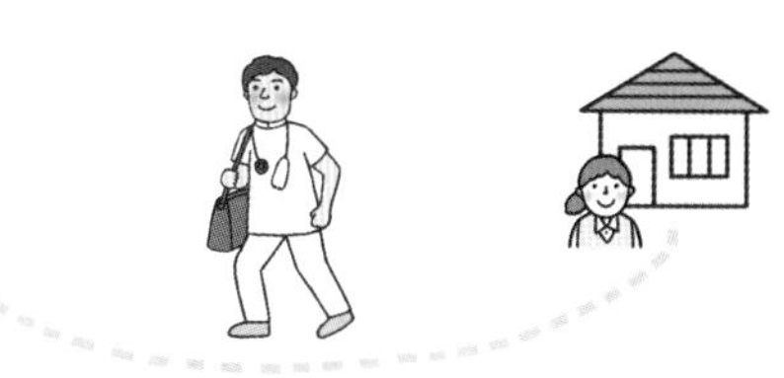

病院に出向く
（ICT 機器を用いた会議でもよい）

退院時共同指導料 1		
要件	■ 対象患者が入院している病院の医師（または医師の指示を受けた専門職）と、退院後の在宅療養をみる医師（または医師の指示を受けた専門職）とで共同し、退院後の療養について、患者（家族でも可）に説明・指導を行なう。 ■ 指導内容を文書で患者に提供し、写しをカルテに添付する。 ■ ビデオ通話可能な情報通信機器で行なってもよい。	
対象患者	■ 退院後に自宅で療養する患者。（退院しても他の医療機関に転院になる患者や、施設に入居する患者では算定できない。） ■ 死亡退院となった場合は算定できない。	
点数	在支診でない診療所	900 点
	在支診	1,500 点
算定回数	原則、入院中 1 回	
加算	特別管理指導加算（頻回訪問加算の対象になる状態 ▶ Lesson5・08 が対象）200 点	

✓ 初診料、再診料、開放型病院共同指導料（Ⅰ）、往診料、在宅患者訪問診療料（Ⅰ）・（Ⅱ）を同時に算定できず、診療実日数にはカウントしません。

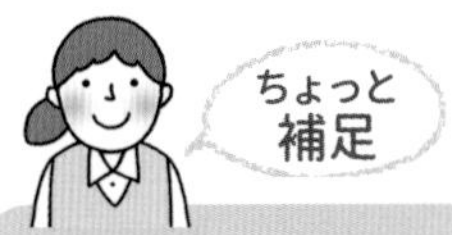

退院時共同指導

頻回訪問加算の対象になる状態 ▶ Lesson5・08 の患者で、双方の医療機関から医師または看護師がカンファレンスに 1 回以上参加する場合は、退院時共同指導を入院中に 2 回実施できます（1 回は他の専門職の参加でもよい）。ただし、在宅がん医療総合診療料を算定する場合は、末期がんの患者でも、退院時共同指導は 1 回だけです。

2 — 在宅患者連携指導料

訪問診療を提供している医療機関の医師が、訪問歯科や訪問看護ステーション、訪問薬局と連携して情報共有し、共有された情報をもとに指導を行なった場合の点数です。

在宅患者連携指導料	
要件	訪問歯科・訪問薬局・訪問看護ステーションと連携し、診療情報を共有したうえで、訪問診療を行なう診療所の医師が、月 2 回以上、患者または家族等に指導を行なった。
点数	900 点
回数	月 1 回
同じ月に算定できないもの	初診料、在医総管、施医総管、在宅がん医療総合診療料、診療情報提供料（Ⅰ）、ウイルス疾患指導料、てんかん指導料、難病外来指導管理料、心臓ペースメーカー指導管理料、特定疾患療養管理料、皮膚科特定疾患指導管理料

✓ 情報共有にあたっては患者の同意が必要です。（同意書をカルテに添付）

✓ 情報共有は月 2 回以上行ないます。文書、電子メール、ファクシミリでの共有でも構いません。

✓ 初診算定日から 1 月以内は算定できません。当院に入院していた場合、当院を退院して 1 月以内も算定できません。

✓ 主治医が、各機関と情報共有したうえで、患者・家族へ指導することが要件です。情報交換だけ、訪問指導の指示をしただけでは、算定できません。

✓ 介護認定がある人は対象外です。

3 — 在宅患者緊急時カンファレンス料

在宅療養を行なっている患者に対して、治療方針の変更など相談・説明の必要性が生じたときに、関係する医療職種が患者宅に集まって話し合いを行ない、それをもとにそれぞれの職種が患者に説明を行なった場合の点数です。

在宅患者緊急時カンファレンス料	
要件	■ 医療関係職種が、患者宅に集まって、治療方針について話し合いを行なった ■ それぞれの職種が患者に説明、指導を行なった
対象の職種	■ 訪問歯科を担当している歯科医師 ■ 訪問薬剤師 ■ 訪問看護ステーションの看護師等の専門職 ■ ケアマネジャー ■ 相談支援専門員
点数	200 点
回数	月 2 回
同日に算定できないもの	初診料、再診料、在宅患者訪問診療料（Ｉ）・（II）

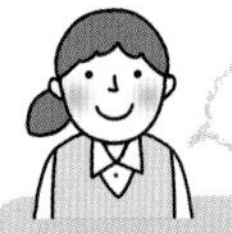

ちょっと補足

カンファレンスに ICT 活用

退院時共同指導や在宅患者緊急時カンファレンスは、関係職種が参加するカンファレンスを開催することが要件です。カンファレンスに参加といっても、物理的に集合することが必須条件ではなく、ビデオ通話ができる ICT 機器を利用したカンファレンスが認められています。

カンファレンスに使用する ICT 機器も、セキュリティに関するルール（厚生労働省「医療情報システムの安全管理に関するガイドライン」に沿う）を厳守しなければなりません。プライベートでよく利用される、簡単にアクセス可能な通話アプリや会議アプリをそのままカンファレンスに利用できるわけではありません。

4 ― 在宅がん患者緊急時医療情報連携指導料

連携する多職種が記録している ACP 等の情報を、在宅医が ICT を活用して取得し、在宅の末期がん患者が急変したときに、その情報をふまえて指導を行なった場合の診療報酬です。

在宅がん患者緊急時医療情報連携指導料	
対象	■ 在宅医療情報連携加算（在医総管／施医総管／在宅がん医療総合診療料の加算）を算定している末期がん患者
要件	■ 該当の末期がん患者の情報を、連携する他院等の関係職種が ICT を用いて記録しており、在宅医がつねに確認できる ■ 患者の急変時に、在宅医が ACP に関する情報を ICT を活用して取得し、患家で指導を行なった
点数	200 点
回数	月 1 回

✓ 関係職種とは、医療関係職種と介護関係職種を指します。

✓ 在宅の末期がんのうち、過去 30 日以内に在宅医療情報連携加算を算定している患者に限ります。

✓ ICT を用いた情報の取り扱いについて、厚生労働省「医療情報システムの安全管理に関するガイドライン」への対応が求められます。

5 ― 外来在宅共同指導料

外来通院していた患者が在宅療養に移行する際に、外来通院していた医療機関と、在宅医療を担う医療機関が異なる場合に、両者が共同して患者・家族等へ説明・指導をすることに対する点数です。

在宅医療を担う側は、**外来在宅共同指導料 1**（400 点）を算定できます。外来を担当していた医療機関側は、外来在宅共同指導料 2（600 点）を算定できます。

外来在宅共同指導料 1	
要件	▪ 対象患者の外来診療担当医と共同して、対象患者の同意を得て、患家等を訪問して、在宅での療養上必要な説明・指導を実施。 ▪ 指導内容を文書で患者に提供し、要点または写しをカルテに記録する。 ▪ 患者の家族等、看護を担当する者への指導も対象。 ▪ 必要時、他の医療機関・訪問看護ステーション・介護施設・市町村等と、情報を共有する。
対象患者	▪ 他院で外来を継続して 4 回以上受診している患者が、在宅へ移行するにあたって当院が在宅療養を担う場合 ▪ 病院への入院、施設へ入所する患者は対象にならない
点数	400 点（1 回限り）

✓ 算定日は、初診料、再診料、往診料、在宅患者訪問診療料（Ⅰ）・（Ⅱ）を同時に算定できず、診療実日数にはカウントしません。

✓ 外来診療の担当医側は、ビデオ通話が可能な情報通信機器を用いた共同指導でも認められますが、在宅医側は情報通信機器による指導は不可で、患家に行くことが求められます。

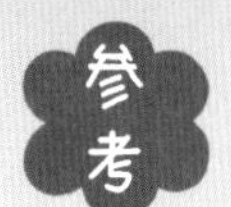

救急搬送診療料

救急搬送に同乗したときの診療報酬と加算

C004 救急搬送診療料

家族の意向にもよりますが、在宅療養中の患者が救急搬送されることがあります。その際に医師が、救急車に一緒に乗って検査や処置等の診療をした場合、救急車内で行なった診療に対して 1,300 点を算定できます。

患者が乳幼児の場合はそれに加えて 700 点、新生児（生後 28 日未満）の場合は 1,500 点の加算があります。

また、救急車内での診療にかかった時間が 30 分を超えたときには、700 点の加算があります。

救急搬送診療料	
要件	患者の救急搬送の際、搬送中も診療をしなければならない状況であるため、医師が救急車に同乗して診療を実施した。
点数	1,300 点
加算	乳幼児加算（生後 28 日以降、6 歳未満）：700 点 新生児加算（生後 28 日未満）：1,500 点 長時間加算（診療にかかった時間が 30 分を超えた）：700 点

✓ 救急搬送された病院で引き続き診療にあたった場合は、当日 1 回に限り、初診料または再診料を算定可能です。往診料は算定できません。

おわりに

この本を手に取り、最後まで読んでくださった皆さん、いかがでしたでしょうか？　本書は、レセプト業務を担当する事務スタッフだけではなく、医師や看護師など在宅医療にかかわる方々にも知っていただきたい内容をまとめています。

在宅医療は、診療計画を立て、その計画に基づいて訪問することが基本です。2024年の診療報酬改定によって、訪問診療回数のカウントも必要となり、これまで以上にしっかりと計画を立てることが重要になります。計画を立てるには、事務スタッフだけでなく、多職種が密に連携をとって、患者に適した訪問診療を考える必要があります。

在宅医療では、事務スタッフが患者さんに接することが少ないため、提供した医療行為を診療報酬につなげるには、カルテに記載された内容を読み取って理解する必要があります。同時に、確実なレセプト作成にはカルテ記載がカギとなります。個別指導での指摘事項も、その多くはカルテ記載が不十分であることへの指摘であり、自主返還となるケースも多くあります。クリニック全体でカルテ記載を充実させ、レセプト算定の根拠が記載されているかを確認しましょう。

これから、在宅医療を求める患者が増えるでしょうし、在宅で行なえる医療も増えるでしょう。それに伴い、在宅医療の診療報酬やレセプトもより複雑化します。在宅レセプトを理解できる人材は貴重であり、まさにクリニックに欠かせない存在です。ぜひ、在宅医療事務として、クリニックに貢献できる人材になってください。

2024年5月

株式会社スマイル
代表

神原充代

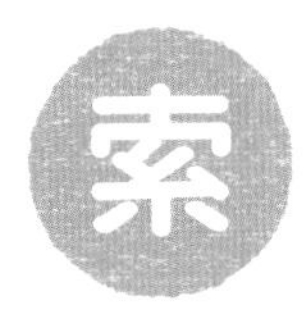
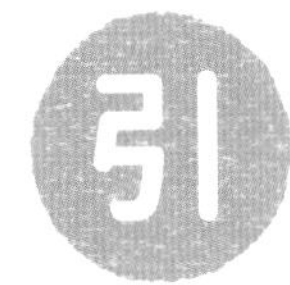

あ行

意見書作成料　149
衛生材料等提供加算　145
往診　65
往診料　45，68

か行

介護医療院　138
介護主治医意見書　149
介護報酬　21
介護保険証　36
介護レセプト　22
介護老人福祉施設　137
介護老人保健施設　137
外来在宅共同指導料　166
患家診療時間加算　76，89
緩和ケア研修　56
緩和ケア充実加算　60
機能強化加算　62
機能強化型在支診　57
基本診療料　44，64
救急搬送診療料　167
休日　72
居宅療養管理指導書　143，143
緊急時　73
緊急時カンファレンス料　164
緊急の往診　56
口座振替　33
口座振込　33
厚生労働大臣が定める疾病等　82
厚生労働大臣が定める状態　103

さ行

サービス付き高齢者向け住宅　135
在医総管　46，100，106
在医総管・施医総管
　―の施設基準　53
　―の届出様式　54
在支診　47
　機能強化型―　57
　―の施設基準　55
在宅移行早期加算　122

在宅医療DX情報活用加算　89
在宅がん医療総合診療料　158
在宅がん患者緊急時医療情報連携指導料　165
在宅患者緊急時カンファレンス料　164
在宅患者診療・指導料　16，61
在宅患者訪問診療料（Ⅰ）1　80
在宅患者訪問診療料（Ⅰ）2　83
在宅患者訪問診療料（Ⅱ）　86
在宅患者訪問点滴注射管理指導料　147
在宅患者訪問点滴注射指示書　147
在宅患者連携指導料　163
在宅時医学総合管理料　46
在宅ターミナルケア加算　78，91
在宅療養移行加算　116
在宅療養計画書　41
在宅療養支援診療所　47
在宅療養実績加算　56
在宅療養指導管理料　16
施医総管　46，100，110
時間外等加算　75
施設　110
施設基準
　緩和ケア充実加算の―　60
　機能強化型在支診の―　57
　在医総管・施設総管の―　53
　在支診の―　55
　在宅療養実績加算の―　56
施設入居時等医学総合管理料　46
自宅等　15
実績加算　56
死亡診断加算　77，90
集金　32
重症度の高い患者　103
ショートステイ利用中　139
処方箋を交付しない場合の加算　120
審査支払機関　20
深夜　72
生活保護　35

た行

退院時共同指導料　161
単一建物診療患者数　106，126
単独型機能強化型在支診　57
地域包括診療加算　62
地域包括診療料　62
通院が困難　14
点滴指示書　147，152
点滴指導料　147
同一患家　67，92，130
同一建物居住者　67，80，94
　―の除外対象　96

特定施設　135
特定疾病　36
特別訪問看護指示加算　144
特別訪問看護指示書　145，154
特別養護老人ホーム　137
特養　137
特掲診療料の施設基準等 別表第７　82
特掲診療料の施設基準等 別表第８の２　103

な行

乳幼児加算　89
認知症グループホーム　136，137
認知症地域包括診療加算　62
認知症地域包括診療料　62

は行

頻回訪問加算　124
別表第７　82
別表第８の２　103
包括的支援加算　114
訪問看護指示書　144，152
訪問看護指示料　144
訪問診療　65
訪問診療同意書　39
訪問診療料　45，77
訪問できる距離　15
訪問服薬指導　143
保険者　19
保険証確認　28

ま行

看取り加算　77，90

や行

夜間　72
有料老人ホーム　135
要介護認定　36

ら行

領収書　34
暦週　144
レセプト　19
連携型機能強化型在支診　59
連携指導料　163
老健　137

関係法令等

令和６年厚生労働省告示第 57 号　診療報酬の算定方法の一部を改正する告示

https://www.mhlw.go.jp/content/12404000/001218730.pdf

別表第一（医科点数表）

https://www.mhlw.go.jp/content/12404000/001251499.pdf

令和６年３月５日保医発 0305 第４号　診療報酬の算定方法の一部改正に伴う実施上の留意事項について（通知）

https://www.mhlw.go.jp/content/12404000/001219505.pdf

別添１（医科点数表）

https://www.mhlw.go.jp/content/12404000/001252052.pdf

様式

https://www.mhlw.go.jp/content/12404000/001220533.pdf

令和６年厚生労働省告示第 58 号　基本診療料の施設基準等の一部を改正する告示

https://www.mhlw.go.jp/content/12404000/001239962.pdf

令和６年３月５日保医発 0305 第５号　基本診療料の施設基準等及びその届出に関する手続きの取扱いについて（通知）

https://www.mhlw.go.jp/content/12404000/001252053.pdf

令和６年厚生労働省告示第 59 号　特掲診療料の施設基準等の一部を改正する件

https://www.mhlw.go.jp/content/12404000/001251500.pdf

令和６年３月５日保医発 0305 第６号　特掲診療料の施設基準等及びその届出に関する手続きの取扱いについて（通知）

https://www.mhlw.go.jp/content/12404000/001252057.pdf

令和６年３月 27 日老老発 0327 第１号保医発 0327 第８号 「医療保険と介護保険の給付調整に関する留意事項及び医療保険と介護保険の相互に関連する事項等について」の一部改正について（通知）

https://www.mhlw.go.jp/content/12404000/001252048.pdf

令和６年３月 27 日保医発 0327 第５号 「診療報酬請求書等の記載要領等について」等の一部改正について（通知）

https://www.mhlw.go.jp/content/12404000/001252051.pdf

本書は2022年小社刊行の書籍「2022-23年版診療所事務職のための在宅レセプトレッスン」を改訂したものです。

2024-25年版 診療所事務職のための在宅レセプトレッスン
－オンライン教材「くりちょこ」バリュー版つき

2019年4月5日発行　第1版第1刷
2020年4月10日発行　第1版第3刷
2020年8月20日発行　第2版第1刷
2022年2月10日発行　第2版第2刷
2022年8月1日発行　第3版第1刷
2024年7月25日発行　第4版第1刷

著　者　神原 充代
発行者　長谷川 翔
発行所　株式会社メディカ出版
〒532-8588
大阪市淀川区宮原3－4－30
ニッセイ新大阪ビル16F
https://www.medica.co.jp/
編集担当　野坂直子／山川賢治
装　幀　岩井紀子
本文イラスト　みやよしえ
印刷・製本　日経印刷株式会社

ISBN978-4-8404-8456-5　Printed and bound in Japan

当社出版物に関する各種お問い合わせ先（受付時間：平日9：00～17：00）
●編集内容については、編集局 06-6398-5048
●ご注文・不良品（乱丁・落丁）については、お客様センター 0120-276-115